Top im Gesundheitsjob

Ingrid Kollak

Schreib's auf! –
Besser dokumentieren
in Gesundheitsberufen

2. aktualisierte und erweiterte Auflage

Mit 15 Abbildungen

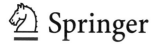 Springer

Ingrid Kollak
Alice Salomon Hochschule Berlin

ISBN 978-3-662-53564-6   978-3-662-53565-3 (eBook)
DOI 10.1007/978-3-662-53565-3

Die Deutsche Nationalbibliothek verzeichnet diese Publikation in der
Deutschen Nationalbibliografie; detaillierte bibliografische Daten sind im
Internet über http://dnb.d-nb.de abrufbar.

Springer
© Springer-Verlag GmbH Deutschland 2011, 2017

Cartoons: Claudia Styrsky, München
Umschlaggestaltung: deblik Berlin
Fotonachweis Umschlag: © Thinkstock/AlexandrBognat

Gedruckt auf säurefreiem und chlorfrei gebleichtem Papier

Springer ist Teil von Springer Nature
Die eingetragene Gesellschaft ist Springer-Verlag GmbH Deutschland
Die Anschrift der Gesellschaft ist: Heidelberger Platz 3, 14197 Berlin,
Germany

Geleitwort zur zweiten Auflage

Während heute wohl kaum noch ein Krankenhaus völlig ohne elektronische Datenerfassung arbeiten kann, ist die komplett digitale Klinik noch selten am Gesundheitsmarkt vertreten.

Das Unfallkrankenhaus Berlin hat über Jahre daran gearbeitet, von Papier auf Datei umzustellen. Heute sind wir soweit, dass alle Patientenakten digital aufgerufen werden können. Die Pflege ist komplett digitalisiert.

Allerdings kommen Patienten mit Arztbriefen und Röntgenbildern in die Aufnahme, und im Haus werden mitunter auch noch Befunde, Dokumentationen oder Bilder ausgedruckt, um sie zu lesen und abzulegen. Das ist sicherlich erstaunlich und meist der Tatsache geschuldet, dass es dafür noch keine guten Schnittstellen gibt, also Orte, an denen die digitalen Daten sinnhaft verknüpft werden können, außer in einer papiernen Mappe.

Obwohl die Umstellung auf eine digitale Dokumentation eine große Herausforderung darstellt, eröffnet sie auch Chancen, die bestehende Praxis zu überprüfen und zu verbessern. Die leitenden Fragen dazu sind: Machen wir wie gewohnt weiter? Übertragen wir unsere analoge Dokumentation einfach nur in eine digitale Dokumentation? Welche Informationen benötigen wir? Was können wir weglassen? Möglichst genaue und detaillierte Antworten auf diese Fragen erleichtern es, ein digitales Dokumentationssystem zu entwickeln, das kurz und exakt die geplanten und erbrachten Leistungen dokumentiert.

Eines ist aber allen Verantwortlichen klar: ohne Schreiben wird es nicht gehen! Sich gut auszudrücken, bereichert auch weiterhin unser (Arbeits-)Leben.

Rainer Manske
Pflegedirektor
Unfallkrankenhaus Berlin

Geleitwort der ersten Ausgabe

Wer immer noch »nur für den MDK« dokumentiert, nimmt sich die Chance, selbständig zu denken und zu arbeiten. Gute Arbeit gut zu dokumentieren, ist Teil des professionellen Handelns. Das ist in der Medizin, Psychologie, Sozialarbeit, Physio- und Ergotherapie so und sollte auch in der Pflege zur Selbstverständlichkeit werden.

Die Pflege hat die gesellschaftlich wichtige Aufgabe der Versorgung kranker, behinderter und pflegebedürftiger Menschen. Diese Aufgabe sollte sie selbstbewusst annehmen und aus dem eigenen Verständnis einer guten Pflege planen, durchführen und evaluieren. Eine Berufsgruppe, die so viel Verantwortung trägt, sollte ihre Arbeit entsprechend darstellen – für sich und für Andere.

Dem Ansinnen dieses Buchs, weniger und besser zu dokumentieren, pflichte ich bei. Dazu bedarf es Dokumentationssysteme, die den unterschiedlichen Aufgabenbereichen der Pflege Ausdruck verleihen und sie bei den vielen Tätigkeiten Schritt für Schritt leiten. Es bedarf aber auch selbstbewusster Pflegekräfte, die Expertenstandards, Pflegepfade und Fachsprache selbstverständlich nutzen in ihrer professionellen Praxis von Pflege und Dokumentation.

Uwe Brucker
Fachgebietsleiter Pflegerische Versorgung
Medizinischer Dienst des Spitzenverbandes
Bund der Krankenkassen e.V. (MDS)

Vorwort

Schreiben ist aktuell hoch im Kurs. In Bussen und Bahnen bearbeiten Menschen schnell und virtuos die kleinen Tastaturen ihrer Handys und versenden Texte. Wortkarge Mitmenschen entpuppen sich als Super-Blogger, die sich über Stunden und Seiten der Welt mitteilen. Das alles passiert ziemlich mühelos und mit Ausdauer. Ganz anders stellt sich die Situation dar, wenn es um Texte geht, die nicht der eigenen Motivation entspringen, sondern die einem abverlangt werden und für die es Formulare gibt.

- **Kann Dokumentieren ähnlich viel Spaß machen wie SMS und WhatsApp?**

Die Frage ist ernst gemeint. Denn einfach nur wie gewohnt mit dem Dokumentieren weiter zu machen und zu jammern, bringt Sie nicht weiter. Wie also kann die Lust am Schreiben auch auf das Dokumentieren übertragen werden? Das geht nicht ohne Weiteres, ist aber möglich. Es gibt eine wesentliche Voraussetzung: Lernen Sie, den Wust an Formularen zu durchschauen und zu reduzieren, damit Sie weniger, aber sinnvoller dokumentieren.

Die Informationen und Tipps aus diesem Buch sind grundlegend und eignen sich für die unterschiedlichen Arbeitsbereiche der Pflege. Damit dies deutlich wird, ist von Patienten, Bewohnern und Klienten die Rede, werden Beispiele aus der häuslichen, ambulanten und stationären Pflege gegeben, stehen abwechselnd die spezifischen Bedingungen von Kinderstationen, Altenheimen, Intensivstationen u. a. im Mittelpunkt. Die

Bezeichnungen wechseln, damit der Text lesbar bleibt und Aufzählungen, wie z. B. Patienten, Klienten, Bewohner nicht den Lesefluss hemmen.

Das verbindet dieses Buch mit den anderen aus der Reihe »Top im Gesundheitsjob«. Denn kompakt, praxisnah, lesbar und damit hilfreich, soll diese neue Reihe für Berufstätige an der Basis sein. Die Bücher »Top im Gesundheitsjob« sind untereinander vernetzt. Gerne habe ich dafür diesen Titel zum Themenbereich »Dokumentation« geschrieben.

■ Schreibcoaching

Der Titel »Schreib's Auf!« ist Programm. Sie erhalten ein Schreibcoaching, während Sie dieses Buch lesen. Es ist gut, wenn Sie Handy oder Tablet, PC oder Laptop oder aber Papier und Bleistift zur Hand haben. Dabei geht es nicht nur um Notizen, die Ihr Lesen unterstützen, sondern vielmehr bietet das Buch Ihnen Gelegenheit, die neuen Informationen auf ihre Anwendbarkeit hin zu testen und Ihre neuen Schreibkompetenzen auf die Probe zu stellen.

Sie können dieses Buch allein lesen, aber auch in der Gruppe damit arbeiten. Die Schreibimpulse und Schreibübungen eignen sich für ein individuelles Lernen oder Lernen in Gruppen. Wenn Sie allein mit dem Buch arbeiten, können Sie Ihre Ergebnisse mit den Lösungsvorschlägen im Anhang vergleichen. Wenn Sie in der Gruppe damit arbeiten, können die Lösungen im Plenum vorgetragen und diskutiert werden. Dieser Prozess unterstützt das Lernen.

Viele der Übungen zielen auf den Schreibprozess und eine Steigerung der Schreibkompetenz. Dabei geht es nicht nur um richtig/falsch oder ja/nein, sondern um Erfahrungen und Meinungen. Darum können Sie die Übungen auch mehrmals machen – im zeitlichen Abstand oder mit unterschiedlichen Leuten zusammen. Dabei erkennen Sie, wie sich Ihre Ansichten mit der Zeit und mit Ihren Erfahrungen ändern oder wie Ihre Antworten auch davon abhängen, mit wem Sie zusammen schreiben.

Dieses Buch ist ein Übungspartner für zu Hause und unterwegs, weil es in jede Tasche passt und leicht zu lesen ist. Die Kapitel sind durch Überschriften in Themen unterteilt. Zu jedem Thema gibt es Texte und Übungen, die durch Grafiken und Fotos ergänzt werden. Nicht zuletzt sollen unseren Comics Ihren Spaß beim Lernen fördern.

> **Ob Sie allein oder in der Gruppe mit diesem Buch arbeiten: Testen Sie selbst, wie viel Spaß Sie beim Schreiben und Dokumentieren haben können.**

Einige Praxistipps stammen aus der Feder von *Sven Fritsche, stellvertretender Pflegedirektor des Unfallkrankenhauses Berlin oder von #Elke Müller, Pflegewissenschaftlerin und PKMS-Beauftragte des Agaplesion Bethanien Krankenhauses Heidelberg.

Ingrid Kollak
Im März 2017

Über die Autorin

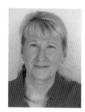

Ingrid Kollak

Prof. Dr. phil. Ingrid Kollak, Pflegewissenschaftlerin, Professorin an der ASH Berlin,
mehrjährige Leitung des Master-Studien-
gangs Biografisches und Kreatives Schreiben

Inhaltsverzeichnis

Schreib's auf

I. Kollak, *Schreib's auf! – Besser dokumentieren in Gesundheitsberufen (Top im Gesundheitsjob)*,
DOI 10.1007/978-3-662-53565-3_1
© Springer-Verlag GmbH Deutschland 2017

Am Anfang war das Wort, aber leider ist es manchmal öd und leer oder unverständlich. Hierfür ein paar Beispiele aus der Praxis: »*Vitalzeichenkontrolle erfolgt*«, »*Pat. gut geschlafen*« oder »*Med. laut Kurve gereicht*«. Was wissen Sie, wenn Sie diese Sätze lesen? Leider sehr wenig. Sie wären besser informiert durch konkrete Daten, wie z. B.: »*RR 140/95, Puls 84*«, »*Patient hat ohne Schlafmedikation von 23 bis 5 Uhr durchgeschlafen*«, »*17:30 Uhr: 1 Kps. Strophantin mit einem Glas Wasser*«.

Gut zu dokumentieren, heißt, sich und Anderen die Arbeit leichter zu machen.

Zu schön um wahr zu sein, denken Sie? Vielleicht stimmt das, aber weitermachen wie bisher und Formulare doppelt und dreifach ausfüllen, ist sicher keine Alternative. *Bin ich Superwoman oder Superman? Die Anderen machen doch sowieso wieder nicht mit.* Vielleicht stimmt auch das, aber auf wen wollen Sie warten?

▪ Weniger Formulare und mehr Informationen

Ob stationäre, ambulante oder häusliche Pflege: Die Patientenordner quellen über, Rechner und Regale sind vollgestopft mit Daten und Papieren. In diesen Dokumentationen stecken tausende Stunden Arbeit. Wer liest diese unendlichen Texte? Wichtige Informationen gehen unter, weil sie in der Masse der vorgeschriebenen und zusätzlich entworfenen Formulare glatt verschwinden. Weniger ist mehr. Eine Hand voll Dokumente, die gut geführt sind, leisten mehr, als ein Wust an Daten und Papieren, in dem wichtige Informationen untergehen.

■   **Was gehört in eine Dokumentation?**

Die Liste und die Inhalte, die zu jeder Patientendokumentation gehören, werden Ihnen zu Beginn dieses Buchs vorgestellt. Dabei lernen Sie auch, welche Formulare vorgeschrieben sind und welche Sie zusätzlich nutzen können. Viele der zusätzlich einsetzbaren Protokolle kennen Sie sicher. Wie viele Zusatzdokumente sinnvoll sind und genutzt werden sollten, ist eine Überlegung wert, wenn es darum geht, Übersicht zu behalten. Was Softwareprogramme leisten müssen, um Sie bei einem guten Dokumentieren unterstützen zu können, wird ebenso vorneweg erklärt.

■   **Keine doppelte Arbeit machen**

Stellen Sie sich vor, ein Patient erhält versehentlich seine Medikamente zweifach oder eine Bewohnerin bekommt kein Essen? Was in der Pflegepraxis keinen Sinn macht oder Schaden anrichtet, das ist auch beim Dokumentieren sinnlos und schädlich. Wie Dokumentationen Ihr Arbeiten leiten und unterstützen können, steht im Mittelpunkt des dritten Kapitels. Damit Sie Herrin bzw. Herr Ihrer Dokumente bleiben, erhalten Sie durch Kurztexte, Zeichnungen und Übungen die notwendigen Informationen und Hilfen für einen sicheren und weniger aufwändigen Umgang mit Dokumentationen (◘ Abb. 1.1).

■   **Wie ist die Lage?**

Wo Sie persönlich und Ihr Team in punkto Dokumentieren stehen, wo Sie Arbeit einsparen und wie Sie sinnvoller dokumentieren können, erfahren Sie beim Realitycheck (► Kap. 4). Manche Verbesserungen können Sie allein bewerkstel-

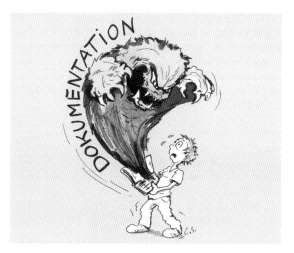

▢ Abb. 1.1 Ungebändigte Dokumentation

ligen, für manche müssen Sie Ihr Team oder Ihre Organisation gewinnen. Was in Ihrer Macht steht und für welche Lösungen Sie Unterstützung benötigen, lernen Sie mit Hilfe von Beispielen und Übungen besser einzuschätzen.

▪ Pflege oder Pflegedokumentation?

Wir sind so auf das Dokumentieren fixiert, dass häufig Pflege und Dokumentation gleichgesetzt werden. Der MDK z. B. prüft die Dokumentation und nicht die Pflege. Im Alltag verwechselt aber niemand eine Speise mit einer Speisekarte oder eine Landkarte mit einer Landschaft. Wenn jemand notiert, »*das Glas ist halb voll*« und ein Anderer »*das Glas ist halb leer*«, so liegt das nicht an der Qualität des Dokumentierens oder an der Fähigkeit zur objektiven Beobachtung, sondern es liegt daran, wie wir uns mitteilen. Ein Dokument schafft Realität. Darum geht es in diesem Buch auch immer:

nämlich um einen reflektierten Umgang mit Sprache und Schrift (▶ Kap. 5). Das hat eine ganz praktische Seite. Hier bekommen Sie Anregungen, wie Sie z. B. schnell und gut protokollieren können (▶ Kap. 6). Es gibt aber auch noch eine spielerisch-kreative Seite. Da erfahren Sie, wie Sie Tagebücher und Arbeitsjournale einsetzen können (▶ Abschn. 6.3; ◘ Abb. 1.2).

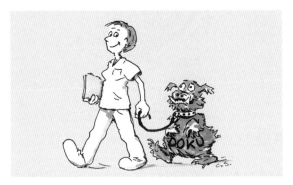

◘ **Abb. 1.2** Das Dokumentationsmonster wird zum Haustier

Was gehört in die Pflegedokumentation?

I. Kollak, *Schreib's auf! – Besser dokumentieren in Gesundheitsberufen (Top im Gesundheitsjob)*,
DOI 10.1007/978-3-662-53565-3_2
© Springer-Verlag GmbH Deutschland 2017

Weniger Dokumente und mehr Durchblick: darum geht's in diesem Kapitel. Diese Frage steht am Anfang, denn ein sicheres und weniger aufwändiges Dokumentieren beginnt damit, sich einen Überblick über die vom Gesetz vorgeschriebenen Dokumente zu verschaffen (❏ Tab. 2.1). Die darüber hinaus für Ihre eigene Arbeit wichtigen Dokumente sollten Sie in Anzahl und Inhalt überprüfen, um nicht doppelt zu dokumentieren. Wenn Sie mit den vorgeschriebenen und den zusätzlich für Ihre Arbeit wichtigen Dokumenten vertraut sind, dann sind Sie juristisch abgesichert und vermeiden unnötige Arbeit.

>> Eine Stunde vor Übergabe ist eine Pflegeperson nur damit beschäftigt, die Dokumentation zu vervollständigen und zu korrigieren.

Diese Aussage einer stellvertretenden Stationsleitung zeigt, wie verdreht die Lage ist: Eine Person schreibt und korrigiert die Dokumentation – abseits vom tatsächlichen Geschehen. Die viele und mühevolle Arbeit vieler Fachkräfte verschwindet in einer Dokumentation aus Dichtung und Wahrheit. Finden Sie das gut?

>> Früher gab es ein Blatt, da stand alles drauf und war leicht zu finden.

◻ **Tab. 2.1** Das gehört in eine Pflegedokumentation

Arbeitsschritte nach WHO-Modell zum Pflegeprozess		Vorgeschriebene Dokumente	Zusätzliche Dokumente (Beispiele)
1	Informations-sammlung	Stammdaten Pflegeanamnese/ Biografie Ärztliche Verord-nungen	Risikoskalen Sturzrisikofaktoren Wunddokumentation Schmerzerfassung Entlassungsplanung
2	Pflege-planung	Pflegeplanung/ Tagesstruktur	
3	Durch-führung	Durchführungs-nachweis	Trink-/Essprotokoll Bilanzierungsprotokoll Bewegungs-/ Lagerungsplan Dementia Care Mapping PKMS
4	Evaluation	Pflegebericht/ Beurteilung der Pflegewirkungen	Pflegeüberleitung Rückmeldebogen

Auch wenn die Zeiten vorbei sind, in denen alle Daten auf »ein Blatt Papier« passten, so bringt diese Aussage einer Altenpflegeperson die Sache gut auf den Punkt: Der Überblick ist abhanden gekommen. Die gute Absicht, mit neuen und besseren Formularen die Arbeit zu erleichtern, hat sich längst in ihr Gegenteil verkehrt: Wir sehen vor lauter Bäume keinen Wald mehr. Warum soll sich das nicht ändern lassen?

Wie Sie selbst sehen: Die Pflegedokumentation ist kein Buch mit sieben Siegeln. Die Pflege hat mit den Jahren Formular für Formular zusätzlich entwickelt und damit dazu beigetragen, aus der Idee der Planung und Strukturierung der Arbeitsabläufe einen Alltag des unendlichen Dokumentierens zu machen. Das lässt sich wieder ändern.

> — Die Dokumentation bei der Arbeitsplanung nutzen.
> — Eine übersichtliche Anzahl an Formulare erleichtert die Strukturierung der Arbeit.

■ Die Dokumentation bei der Arbeitsplanung nutzen

Der erste Hinweis führt uns zu der Frage nach der Planbarkeit von Pflege. Dazu folgen nun zwei kurze Beschreibungen der Pflegetätigkeit in unterschiedlichen Arbeitsfeldern.

■■ Pflege ist spontan

Das stimmt. Sehen, Sprechen und Handeln sind in der Pflege eng mit einander verknüpft. Die Aufgaben, die zu erledigen sind, ergeben sich oft aus der Situation heraus. Das klassische Beispiel aus der stationären Pflege: Ein Patient klingelt, die Pflegeperson geht ins Zimmer, fragt nach und reagiert. Ähnlich ist es auch in der häuslichen Pflege. Die Arbeit wird durch die Einschätzung der aktuellen Lage und im Gespräch mit den Patienten vor Ort geprägt. Das alles geschieht hauptsächlich in der mündlichen Kommunikation. Von der Begrüßung über ein kleines Gespräch, das eine Pflegetätigkeit begleitet, bis hin zur Information, Beratung und praktischen Anleitung wird in der Pflege gesprochen.

Pflege ist professionelles Handeln am und mit Menschen. Miteinander reden und gemeinsam handeln, sind zentrale Elemente der Pflege. Darum ergeben sich immer wieder Pflegehandlungen aus Situationen heraus, und bekannte Tätigkeiten sind unter den jeweils individuellen Bedingungen immer wieder neu und anders. Das sind die Besonderheiten, die Aufmerksamkeit und genaues Dokumentieren erfordern.

▪▪ Pflege ist planbar

Das stimmt auch. In der Pflege wiederholen sich Tätigkeiten und Gesprächsinhalte. Sie ziehen immer wieder korrekt eine Spritze auf und erklären immer wieder, wie der Transfer vom Bett zum Stuhl gelingt, weil das für Ihr Gegenüber neu ist und Ihnen die Arbeit erleichtert. Gute Pflege kennzeichnet, dass sie eine bestimmte Leistung wiederkehrend korrekt erbringt. Diese Abläufe haben Sie nach Standards erlernt. Diese Standards gibt es schriftlich.

Pflege ist professionelles Handeln mit Instrumenten und in Teams. Der Einsatz von Hilfsmitteln ist begründet, die Anwendung ist vorgeschrieben und erfolgt in Absprache. Große Teile guter Pflege bestehen in der praktischen Beherrschung von standardisierten Abläufen. Diese Standards ausformuliert zu haben, erleichtert die Dokumentation.

▪ Eine übersichtliche Anzahl an Formulare erleichtert die Strukturierung der Arbeit

Der zweite Hinweis führt uns zu der Frage nach der Organisation der Pflegeabläufe.

▪▪ Pflegedokumentation und Pflegeprozess

Die Pflegedokumentation folgt in ihrem Aufbau den einzelnen Schritten des Pflegeprozesses: Assessment, Planung, Intervention und Evaluation (WHO; [10]). In der ◘ Tab. 2.1 und im weiteren Text werden die Begriffe Informationssammlung, Pflegeplanung, Durchführung, Evaluation benutzt. Modelle des Pflegeprozesses, die eine weitere Unterteilung der Informationssammlung vorsehen, finden sich trotzdem mit den vorgeschriebenen Dokumenten zurecht. Denn die Diagnosephase »Nursing Diagnosis« im Modell von Gordon [5] und »Erkennen von Problemen und Ressourcen« und »Festlegung von Pflegezielen« nach Fiechter u. Meier [4] schließen sich der Informationssammlung an. Unabhängig von der Anzahl der Arbeitsschritte bleiben die gleichen Formulare für die Pflegedokumentation verbindlich.

■■ Drei Grundsätze zur Erleichterung des Dokumentierens

Es wird offensichtlich, dass ein sicherer und weniger aufwändiger Umgang mit der Dokumentation möglich ist, wenn wichtige Grundsätze eingehalten werden:

1. Es gibt eine verbindliche Absprache über alle Dokumente, die im Team eingesetzt werden, damit alle einen Überblick haben.
2. Die juristisch verbindlichen Inhalte einer Pflegedokumentation sind klar auf die vereinbarten Formulare verteilt, damit niemand doppelt und dreifach dokumentiert.
3. Die häufigsten Arbeiten eines Teams sind bekannt und fertig ausformuliert, damit Details und Unterschiede deutlich werden und die Aufmerksamkeit erhalten.

■■ Papierwälder und elektronischen Blanks sind keine Hilfen

Ein gutes Team verdient ein gutes Dokumentationssystem, das Unterstützung bietet. Dienstpläne und Tourenplaner bilden seit langer Zeit solche Stützen. Datenbanken und Pflegewiki sind echte Hilfen bei Fachfragen. Dagegen sind Pflegedokumentationen, die aus einem Wust von Blättern bestehen oder elektronische Dateien besitzen, in die nur Daten eingegeben werden können, keine Hilfen. Die Anschaffung oder Erarbeitung eines besseren Dokumentationssystems ist mehrfach lohnend: Es erleichtert die Arbeit, schafft Zeit für die Pflege und spart dabei Geld.

■ Was macht Pflegedokumentationen hilfreich?

Damit Dokumentationssysteme hilfreich sind, müssen sie spezifisch sein für die unterschiedlichen Arbeitsbereiche der Pflege und sie müssen systematisch sein zur Unterstützung der vielen Aufgaben. Denn Pflege ist eine anspruchsvolle Tätigkeit mit wiederkehrend zu erbringenden Leistungen und Notfallmaßnahmen in der Patientenversorgung. Pflege ist Prozesskoordination, Management, Administration und mit Aufgaben der Kommunikation, Kooperation und Personalführung betraut. Pflege ist in der Lehre für die Aus-, Fort- und Weiterbildung neuer und erfahrener Fachpersonen zuständig. Nicht zuletzt ist Pflege in Wissenschaft und Forschung stark, worüber Studien, Standards, Studiengänge, Fachzeitschriften usw. Auskunft geben.

> **Pflegedokumentationen sind nützlich, wenn sie**
> — Expertenstandards zur Grundlage haben
> — Neues Wissen über die Wirksamkeit von Pflege bieten (z. B. zur Wundversorgung, Vorbeugung von Stürzen, Unterstützung von Harnkontinenz)
> — Pflegepfade vorgeben, die den Arbeitsablauf leiten und sichern
> — Eine Fachsprache benutzen
> — Prozesskoordination unterstützen
> — Pflegeaufwand und -leistung abbilden

■ Informationen zur Pflegedokumentation

Es gibt sehr viele Bücher, Internetseiten und Broschüren zu diesem Thema. Teure Prüfanleitungen haben den Nutzen v. a. auf der Seite der Verkäufer. Welche Literatur Sie auch immer bevorzugen, denken Sie bei der Anwendung an die Grundanforderungen: wenig Formulare, keine doppelten Eintragungen, fertige Formulierungen für Standardsituationen und Hinweise, um Besonderheiten und Risiken zu erkennen.

Kostenlos im Internet zugängliche Texte mit Quellen zur Pflegedokumentation sind z. B.:

- Merkblatt zur Pflegedokumentation [6],
- Handbuch Pflege stationär [7],
- Deutsches Institut für Medizinische Dokumentation zu PKMS [1] und
- Häufige Fragen zu PKMS [3] sowie
- Handlungsempfehlungen des Medizinischen Dienstes der Spitzenverbände der Krankenkassen [8].

Praxistipp

Wenn Sie Ihre Pflegedokumentation nach den Hinweisen von öffentlichen Institutionen (MDK, MDS, Pflegerat, Ministerium) organisieren, macht das Sinn, weil diese:

1. von Arbeitsgruppen ausgearbeitet sind,
2. dem Ablauf des Pflegeprozesses folgen,
3. Grundlage der MDK-Prüfung darstellen,
4. genügend inhaltlichen und formalen Gestaltungsraum lassen und
5. aktuell und kostenlos zur Verfügung stehen.

Als Grundlage für die Überlegungen in diesem Buch sind diese Quellen auch sinnvoll. Denn es soll um die Darstellung und Diskussion des öffentlich vorhandenen Fachwissens gehen und nicht um die Vorzüge und Nachteile einer bestimmten Dokumentationssoftware. Ihre persönlichen Präferenzen für bestimmte Modelle und Dokumentationssysteme können Sie auf dieser Grundlage gut überprüfen.

Manchmal werden auf Landesebene noch weitere Formulare verlangt, wie z. B. Überleitungsbogen oder Rückmeldung zur Entlassung. Dies geschieht, wenn Patienten durch Versorgungsfehler Schaden genommen haben. Mit diesen zusätzlichen Formularen sollen Schwachstellen verbessert werden. Doch wenn die bundesweit vorgeschriebenen Dokumente bereits Schwierigkeiten machen, so gilt dies für zusätzlich geforderte Dokumente erst recht, zumal deren juristische Verbindlichkeit noch geringer geschätzt wird und Sanktionen unbekannt sind.

Eine Orientierung der Dokumentation an frei erhältlichen Broschüren ist kostengünstig. Eine Orientierung an abrechenbaren Prozeduren erscheint auf den ersten Blick nicht nur kotengünstig, sondern sogar noch Geld einzubringen. Wenn allerdings nur noch dokumentiert wird, was sich abrechnen lässt, dann entfernt sich die Pflege immer weiter von einer planmäßigen und professionellen Versorgung auf neustem Stand der Pflegeforschung.

> **Praxistipp**
>
> Wer zu diesem Thema mehr lesen möchte, dem sei der Artikel »Gefährlicher Trend« von Patrick Buber (2009) empfohlen.

2.1 Arbeitsschritt Informationssammlung

Die Handlungsempfehlungen des Dachverbands der Medizinischen Dienste der Krankenkassen (Medizinischen Dienst des Spitzenverbandes Bund der Krankenkassen, MDS) verstehen das Stammblatt als Bestandteil der Informationssammlung. Im Stammblatt werden wichtige, persönliche Daten des Pflegebedürftigen notiert, die oft schon bei der Aufnahme bzw. von Verwaltungsangestellten erhoben werden. Je nach Institution gibt es Unterschiede. Sie sind aber nicht gravierend und müssen einen nicht länger aufhalten. Hier eine Liste von Daten, die z. B. bei der Erhebung der Stammdaten erfasst werden.

2.1.1 Stammdaten

- Name und Adresse
- Geburtsdatum und Ansprechpartner (Angehörige, Freunde Erziehungsberechtigte u. a.)
- Einweisungsdiagnose(n)
- Leistungsträger der Pflegeleistungen und Pflegestufe
- Aufenthalte im Krankenhaus
- Kurzzeitpflege
- Tagespflege
- Hilfsmittel
- Kostform
- Hausarzt und andere betreuende Dienste
- Muttersprache, gesprochene Sprache(n), religiöse oder weltliche Haltung
- Informationen zu Patientenverfügungen

> **Praxistipp***
>
> Erfassen Sie bei der Aufnahme die Versorgungssituation. Schätzen Sie ebenso bei der Aufnahme ein, ob die gegebene Versorgungssituation nach der Entlassung ausreicht.

2.1.2 Pflegeanamnese/Biografie

Im Gegensatz zu dem gerade beschriebenen Stammblatt, das die wichtigsten Patientendaten für alle Berufsgruppen erfasst (hier arbeiten also Mitarbeitenden der Aufnahme und der Pflege für die anderen Berufsgruppen), geht es bei der Pflegeanamnese um spezifischen Bedürfnisse und die entsprechenden pflegerischen Aufgaben. Im Kern der Aufmerksamkeit steht, die Risiken und Pflegeprobleme zu erkennen und die notwendige Pflege zu bestimmen und zu initiieren. Dabei sollen die Ressourcen auf der Seite des Bewohners, der Patientin gesehen und genutzt werden.

> **Die Pflegeanamnese zur Informationssammlung**
> — erfolgt über mehrere Schritte und ist in Inhalt und Form für alle verbindlich, um Fehler und Doppelungen zu vermeiden,
> — macht auf die Risiken aufmerksam und dokumentiert diese eindeutig,
> — spricht alle Lebensbereiche an, die durch die Pflegehandlung und die Art des Aufenthalts berührt werden.

■ Wie können Anamnesebögen aussehen?

Die meisten Einrichtungen haben Anamnesebögen oder -dateien, die im Laufe der Jahre immer länger geworden sind. Mit neuen Gesetzen und neuen Vorschriften kamen neue Fragen hinzu.

Im Folgenden nun zwei Beispiele zum Vorgehen bei der Pflegeanamnese. Sie beruhen auf den Empfehlungen der o. g. Internettexte. Die Vorgehensweisen sind juristisch abgesichert und offiziell empfohlen.

■■ Der MDS empfiehlt

Die Daten zur Ermittlung des Pflegebedarfs sollen entlang der Kategorien Gewohnheiten, Möglichkeiten und Fähigkeiten sowie Pflegebedarf und notwendige Hilfsmittel aufgenommen werden (◘ Tab. 2.2). In welcher Reihenfolge und in welchem Umfang die Gewohnheiten zu erfragen sind, wird von MDS und MDK nicht festgelegt.

□ Tab. 2.2 Drei Beispiele aus der stationären, der Langzeitpflege und der häuslichen Pflege

	Gewohnheiten	Möglichkeiten/Fähigkeiten	Pflegebedarf und Hilfsmittel
Stationäre Pflege	Liest sehr gerne die Tageszeitung	Muss im Bett aufgerichtet werden und braucht starkes Licht	Die Zeitung kommt ins Krankenhaus, Abholung mit der Pforte organisieren
Langzeitpflege	Geht jeden Mittwoch nachmittags mit dem Neffen zum nächsten Einkaufsmarkt	Patient nimmt Kaffee und Kuchen außer Haus ein	Mittwochs keinen Kuchen austeilen und Rollstuhl für 3 Stunden sichern
Häusliche Pflege	Hat wegen früherer Nachtarbeit einen eigenen Tag- und Nachtrhythmus	Schläft lange und nimmt seine letzte Mahlzeit gegen Mitternacht ein	Tabletten auf mittags, abends und nachts stellen, Abendessen spätnachmittags vorbereiten und in den Kühlschrank stellen

■ ■ Schwester Juchli empfiehlt

Diese Autorin steht synonym für die vielen Autor/innen und Texte zu Ganzheitlichkeit und zu den Aktivitäten des täglichen Lebens (ATL). Obwohl es Unterschiede im Detail gibt, die durchaus Folgen haben, kann die Diskussion hier nicht nachgezeichnet werden. Vielmehr steht die Liste folgender ATL stellvertretend für Pflegeanamnesebögen mit einer solchen Ausrichtung.

Gewohnheiten, Möglichkeiten und Fähigkeiten sowie Pflegebedarf und notwendige Hilfsmittel werden entlang der Aktivitäten des täglichen Lebens erhoben.

Ein Beispiel:

1. Wach sein und schlafen
2. Sich bewegen
3. Sich waschen und kleiden
4. Essen und trinken
5. Ausscheiden
6. Körpertemperatur regulieren
7. Atmen
8. Sich sicher fühlen und verhalten
9. Raum und Zeit gestalten – Arbeiten und Spielen
10. Kommunizieren
11. Kind, Frau, Mann sein
12. Sinn finden im Werden, Sein, Vergehen

> **Praxistipp***
>
> Das Abfragen der Unterstützungsbedarfe entlang der ATL mit »ja« und »nein« notieren, statt mit unklaren Differenzierungen, wie z. B. »etwas«, »ein bisschen« usw. Wenn Unterstützungsbedarf festgestellt wird, diesen genau beschreiben – inkl. der Dokumentation von Beratung und Anleitung. Bei elektronischen Dateien einen automatisierten Hinweis auf diese Ausführungen schalten.

Risiken hinsichtlich Sturz, Dekubitus, Schmerzen usw. erfassen (automatisierter Hinweis). Unterstützende Systeme zur Berechnung von Risiken ebenso nutzen wie Skalen zu deren genauen Dokumentation.

■ ■ Aufmerksamkeit auf Risiken und Mehrbedarf richten

Unabhängig von der Form des Assessments besteht die zentrale Aufgabe darin, die Risiken bei der Versorgung zu erkennen und auf die spezifischen Pflegebedürfnisse aufmerksam zu machen. Es ist wichtig, die Patienten mit besonderen Pflegeproblemen zu erkennen. Sie benötigen mehr Aufmerksamkeit und mehr Unterstützung.

Die ab 2012 in bestimmten Bereichen kenntlich zu machenden »Pflegekomplexmaßnahmen« können dabei hilfreich sein. Hier wird die zusätzlich benötigte Pflege bei der Körperpflege, Ernährung, Ausscheidung und Bewegung ausgewiesen (▶ Abschn. 2.4).

Übung 1

Unser Pflegeanamnesebogen – Nehmen Sie sich Ihren Pflegeanamesebogen einmal vor. Wer benutzt ihn am häufigsten? Leitung, Schüler, alle gleich? Wie sieht er aus: Übersichtlich oder eher zusammengestellt? Sind Patienten mit besonderem Pflegebedarf gut zu erkennen? Werden Risiken deutlich, die bei der Pflege zu beachten sind? Wie umfangreich ist er: Gut handhabbar oder mehrere Seiten lang? Wie ist er gegliedert? Welche Teile sind gut, welche weniger gut gelungen? Haben Sie Ideen für eine Überarbeitung? (Lösung: ▶ Abschn. 9.1)

■ **Biografiearbeit**

Bereits bei dem Hinweis auf die Anamnesekategorien »Gewohnheiten, Möglichkeiten und Fähigkeiten«, die oben aufgeführt sind, geht es um biografische Daten. Als Regel für Art und Umfang der Biografiearbeit ist folgender Hinweis gedacht:

❯ **Die** Lebensbereiche, die im Rahmen der geplanten Pflegeintervention oder Pflegehandlungen berührt werden, sollten in der Pflegeanamnese besprochen werden.

Im Kapitel über den professionellen Umgang mit der Pflegedokumentation finden Sie weitere Hinweise und Übungen zum patienten- und lösungsorientierten Vorgehen bei der Informationssammlung (▶ Abschn. 3.3) und speziell zur Biografiearbeit (▶ Abschn. 3.4). Wer gerne mehr dazu lesen möchte, dem sei das Buch »Biografiearbeit in der Gesundheits-, Kranken- und Altenpflege« von Specht-Tomann empfohlen [9].

2.1.3 Ärztliche Verordnungen

Für ärztliche Verordnungen gibt es Regeln. Hier werden die oben genannten Hinweise zur Pflegedokumentation des MDS und MDK Rheinland-Pfalz wiedergegeben. Darin heißt es:

━ Ärztliche Anordnungen im Rahmen der Behandlungspflege erfolgen generell schriftlich. Hier geht der Medizinische Dienst von einer Mitdokumentation des Arztes in der Pflegedokumentation aus oder von einer Anordnung über Fax (Internet) bei Hausärzten.

━ Mündliche oder telefonische ärztliche Anordnungen, die seitens des Arztes nicht sofort abgezeichnet werden, sind von der annehmenden Fachkraft mit Handzeichen und Ansetzdatum zu dokumentieren. Die telefonische Anordnung durch die Ärztin/den Arzt ersetzt jedoch nicht die schriftliche Verordnung.

- Bei telefonischen Verordnungen wiederholt die Pflegefachperson das Gesagte am Telefon und lässt es sich genehmigen (Prinzip: Vorlesen und genehmigen lassen).
- Einrichtungsträger sollen mit allen an der Versorgung beteiligten Ärzten schriftlich vereinbaren, wie eine Delegation erfolgen soll.
- Zu dokumentieren sind der vollständige Medikamentenname, die Dosierung (wie viel und wann) sowie die Applikationsform.
- Bei der Bedarfsmedikation sind die genauen Angaben, Indikation, Einzel- und Tageshöchstdosis zu beachten.
- Hausärzte sollen bei Hausbesuchen die Pflegedokumentation einsehen und überprüfen.

Soweit die offiziellen Vorgaben. In der Praxis gibt es sehr große Unterschiede im Hinblick auf Ärztinnen und Ärzten, die mit dokumentieren oder Hausbesuche machen und dabei Pflegedokumentationen einsehen. In den offiziellen Empfehlungen ist zudem nicht reflektiert, dass verschreibungspflichtige Hilfsmittel von Pflegefachkräften ausgewählt und der Ärztin/dem Arzt empfohlen werden. Diese stellen daraufhin die Verschreibung aus und erheben Verschreibungsgebühren. Das ist eine sehr überholte Praxis, die in anderen Ländern besser geregelt ist. Dort ordern Pflegefachkräfte auch die notwendigen Hilfsmittel und ersparen sich und den Patienten zusätzliche Wege und Kosten. Hinzu kommen noch die Ergebnisse der Modellprojekte, bei denen der Einsatz von Pflegekräften im Rahmen von Hausarztbesuchen getestet wurde. Danach stehen Arbeitsteilung und Leistungsabrechnung neu zur Debatte.

Praxistipp*

Automatisierte Systeme sollten in der Lage sein, die mitgebrachte Hausmedikation auf die in der Einrichtung vorhandenen Medikamente umzurechnen (Dosis- und Wirkstoffumsetzung).

Eine elektronische Dokumentation der Medikation erhöht wesentlich die Arzneimitteltherapiesicherheit und die Versorgungsqualität. Zur Medikationsdokumentation gehören auch Pharmachecks auf Allergien, Überdosierungen, Nebenwirkungen, Laborwerte und Diagnosen etc.

Wertteure Medikamente und Blutprodukte sollten ebenso dokumentiert werden, um eine finanzielle Sicherstellung zu gewähren.

2.1.4 Zusätzliche Dokumente der Informationssammlung

In der zu Beginn des Kapitels dargestellten Tabelle »Das gehört in eine Pflegedokumentation« sind mögliche zusätzliche Dokumente aufgelistet (◘ Tab. 2.1). Schätzungsweise stündlich wird ein neues Formular erfunden. Das ist keine Vereinfachung mehr, sondern in den meisten Fällen Zusatzarbeit. Darum zeigt dieses Buch mehrheitlich Beispiele für die vorgeschriebenen Dokumente.

❯ In diesem Buch erfolgt bewusst eine Konzentration auf die vorgeschriebenen Elemente der Pflegedokumentation, denn es geht um eine Reduzierung der Formulare und eine Verbesserung im Umgang mit diesen Kerndokumenten. Jede Erweiterung der genutzten Dokumente sollte begründet sein und die Arbeit tatsächlich erleichtern.

Hinweise und Übungen zum Inhalt von Dokumentationen und zum Umgang mit ihnen sind auf die vorgeschriebenen und zusätzlichen Formulare anwendbar. Die Besonderheit mancher Formulare und der dahinter stehenden Verfahren, wie z. B. das Dementia Care Mapping, sind zu umfangreich für eine Kurzdarstellung, sollen aber ausdrücklich hier erwähnt werden.

2.2   Arbeitsschritt Pflegeplanung

Die größte Lücke in den angebotenen elektronischen Dokumentationsdateien bildet die Pflegeplanung. Hier bieten die meisten Programme nur leere Seiten unter der Überschrift »Pflegeplan« an. Die Praxis vermittelt den Eindruck, dass die Auszubildenden und Studierenden in der Pflege versierte Planerinnen und Planer sind. Dieses Phänomen ist auch aus der Lehrerausbildung bekannt. Minutiöse Stundenplanungen gibt es nur in Studium und Ausbildung. Zudem zeigt die Pflegepraxis, dass die »sonstigen Formulare«, wie z. B. Lagerungsplan und -protokoll oder Flüssigkeitsbilanz an die Stelle der Planung getreten sind. Wenn eine dreistündliche Umlagerung planmäßig erfolgt, wird unterstellt, dass ein Ziel, wie z. B. die Vermeidung eines Druckgeschwürs, mit dazu gedacht wird.

■ **Pflegeplanung, Beobachtungsbögen und Protokolle**

Es existiert eine ganz offensichtliche Widerspruch zwischen der in der Ausbildung vermittelten Pflege, mit der Pflegeplanung als Herzstück der Pflegedokumentation und der in der Praxis gelebten Pflege, bei der Protokolle und Beobachtungsbögen die Pflegeplanung ersetzen. Dazu im folgenden Kapitel mehr.

Praxistipp

— Nutzen Sie die SMART-Formel um Pflegeziele zu be-
schreiben (**s**pezifisch, **m**essbar, **a**kzeptabel, **r**ealis-
tisch und **t**erminiert, ▶ Abschn. 3.5).
— Benennen Sie die zur Erreichung der Ziele getroffe-
nen Maßnahmen und wie diese durchgeführt werden sollen.
— Verweisen Sie auf Skalen und Protokolle, in denen
Durchführung und Ergebnisse festgehalten werden.
— Überprüfung und Anpassung der Ziele nach den
Ergebnissen aus Skalen und Protokollen.
— Interprofessionelle Arbeitsabläufe optimieren und
unnötiges Dokumentieren vermeiden. Statt »Blutabnahme« für den kommenden Tag als »ärztliche
Verordnung« während der Visite zu dokumentieren,
besser »Blutabnahme« direkt in die Laboranforde-
rungsmaske eingeben.*

Es ist eine große Erleichterung, wenn die am häufigsten anvisierten Pflegeziele und durchgeführten Pflegemaßnahmen
Ihres Teams bekannt und die dazu passenden Standards hinterlegt sind. Diese lassen sich leicht in die Dokumentation
eingeben. Was aber viel wichtiger ist: Sie schaffen durch die
Arbeitserleichterung Zeit, die für wirklich pflegeintensive
und schwer kranken Patienten benötigt wird.

2.3   Arbeitsschritt Durchführung

Die Durchführung einzelner Pflegetätigkeiten oder zusam-
menhängender Pflege- oder Versorgungsleistungen werden
mit Datum, Uhrzeit und Handzeichen in der Pflegedokumentation bestätigt. Bei vollständig EDV-gestützten Systemen

werden Zeit und Handzeichen automatisch eingesetzt, weil der Dokumentierende sich anmelden und einloggen muss.

Der MDK schreibt dazu, dass die Dokumentation bald nach der Durchführung erfolgen soll und Einzelleistungen dann innerhalb von Maßnahmenkomplexen abgezeichnet werden können, wenn sie tatsächlich und vollständig erbracht wurden.

In der Praxis finden sich oft lange Formulare, auf denen alle möglichen Pflegemaßnahmen aufgelistet sind. Nach langen Blättern oder Scrollen finden sich einzelne Eintragungen. Ein Zuschnitt auf die zu pflegende Person ist übersichtlicher und wird von guten elektronischen Dokumentationssystemen bereits gewährt.

> **Praxistipp***
>
> — Dokumentation von Pflegemaßnahmen: Wenn z. B. die Medikamentengabe elektronisch bestätigt wird, muss in der Maßnahmendokumentation nicht noch »Patient hat Antibiose erhalten« notiert werden.
> — Textbausteine für die Maßnahmendokumentation nutzen.

2.4 Arbeitsschritt Evaluation/ Pflegebericht

Bei der Evaluation werden keine täglichen Aufzeichnungen gemacht und keine Nachweise über erbrachte Leistungen ausgewiesen. Hier werden besondere Pflegeprobleme, der Verlauf der Pflege und das Befinden des Patienten dokumentiert. Pflegeprotokolle und Rückmeldungen des Patienten zur Pflege evaluieren die Pflege und bilden die Grundlage des Berichts.

Im Pflegebericht geht es um:

- Aktuelle Probleme am Tag der Entlassung oder Verlegung,
- die Evaluation der Pflege auf der Grundlage von Patientenrückmeldungen, Hinweisen von Angehörigen und Protokollen,
- Beobachtungen und Entwicklungen im Pflegeprozess, Abweichungen von Pflegestandards und deren Begründung,
- Reaktionen auf Pflege und Hilfsmittel, Medikamente sowie Therapien durch Physio- oder Ergotherapie.

> **Praxistipp***
>
> Die Einrichtung verständigt sich darauf, statt eines Pflegeberichts eine berufsgruppenübergreifende Verlaufsdokumentation zu erstellen. Der Vorteil davon ist: Weniger Informationsverluste und Doppelbefragungen.

2.5   Dokumentation von Pflegekomplexmaßnahmen (PKMS)

Hochaufwändige Pflege, die stationär, aber nicht auf Intensivstationen geleistet wird, soll erfasst und dokumentiert werden. Der Pflegekomplexmaßnahmenscore löst den OPS 9-20 (Operationen- und Prozedurenschlüssel) aus und soll dadurch hochaufwändige Pflegeleistungen im G-DRG-System sichtbar machen. Werden vorgegebene Punkte erreicht, kann der OPS 9-20 kodiert und abgerechnet werden. Diese Nachweise sollen das Budget der Krankenhäuser erhöhen helfen.

Für Erwachsene ab 19 Jahre (PKMS-E), Kinder und Jugendliche ab 7 Jahre (PKMS-J), Kleinkinder ab 2 Jahre (PKMS-K) sowie für Frühgeborene, Säuglinge und Neugeborene bis zum Ende des 1. Lebensjahres (PKMS-F) werden Pflegekomplexmaßnahmen (PKM) beschrieben und nach Bewertungspunkten (Scores) gewichtet.

In den PKMS drückt sich der mindestens anfallende pflegerische Aufwand bei einer hochaufwändigen Pflege aus. Die Gründe für eine solche hochaufwändige Pflege sind in der Leistungsdokumentation möglichst genau zu erfassen und ggf. zu aktualisieren, um den Dokumentationsaufwand nicht unnötig zu erhöhen.

- Mindestens ein Pflegeproblem muss mit einer spezifischen Begründung als hochaufwändig nachgewiesen werden **und**
- die aufwändige Pflege muss nach definiertem Standard erfolgen und durch eine tägliche Leistungserfassung nachgewiesen werden.

Praxistipp#

Vorteile von PKMS sind:
- bildet Pflegeleistungen auf Pflegebedürftige bezogen ab,
- deckt weitgehend alle wesentlichen Aspekte der Pflege ab und ist relativ flexibel (jährliche Änderungsanträge zur Aktualisierungen und Korrektur fehlerhafter Entwicklungen),
- nimmt Bezug auf die European Nursing care Pathways (ENP),
- ermittelt die Pflegesituation der Patient/innen über vorgegebene Gründe,
- befördert das prozesshafte Denken in der Pflege (Warum und wozu tue ich etwas? Was bewirkt mein Tun?),
- legt dann die dazu passenden Maßnahmen fest und
- pflegebedürftige Menschen im Akutsetting bekommen dadurch eher die Pflege, die sie benötigen.

PKMS-Formulare definieren auf der einen Seite Pflegeprobleme und auf der anderen Seite Pflegeinterventionen. Für die unterschiedlichen Versorgungsbereiche gibt es Punkte. Die Versorgungsbereiche werden in allgemeine und spezielle Pflegebereiche unterteilt.

Leistungsbereiche der **allgemeinen Pflege**, für die es Punkte gibt, sind:

A. Körperpflege 3 Punkte,
B. Ernährung 4 Punkte,
C. Ausscheidung 2 Punkte,
D. Bewegung, Lagern, Mobilisation und Sicherheit 3 Punkte,
E. Kommunikation und Beschäftigung 1 Punkt.

Leistungsbereiche der **speziellen Pflege**, für die es Punkte gibt, sind:

F. Kreislaufstabilisierung bei Hemi-, Para- oder Tetraplegie (nur bei PKMS-E) 2 Punkte,
G. Wundmanagement 2 Punkte,
H. Atmung 2 Punkte.

Die Dokumentation erfolgt in Schritten:

- In den genannten Bereichen wird der Grad der Selbständigkeit bzw. der Pflegeabhängigkeit geklärt. Beispiele: Der Patient kann sich nicht selbständig waschen, die Patientin ist nicht in der Lage, allein zu essen und zu trinken, der Patient muss mit Inkontinenzmaterialien versorgt werden, das Kind wird wegen seiner Immobilität häufig gelagert.
- Dann werden die Probleme nach den vorgegebenen Definitionen angegeben. Beispiel: Widerstände oder Schmerzen bei Körperpflege. Diese Gründe ordnen sich von 1 bis 12. G1 gibt Auskunft über qualitative Bewusstseinsveränderungen, die z. B. die Körperpflege schwer machen (Widerstand) oder G4 gibt Auskunft

über extreme Schmerzzustände oder Lebenskrisen (Körperpflege ist durch Schmerzen erschwert).

- Den Gründen ist jeweils eine Auswahl pflegerischer Interventionen zugeordnet. Aus dieser Auswahl muss eine Intervention erfüllt und dokumentiert werden, um die jeweiligen Punkte zu erreichen. Die Interventionen sind nach den Leistungsbereichen benannt und variieren in ihrer Anzahl. Beispielsweise verlangt der beschrieben Grund G4 »Extreme Schmerzzustände, die sich auf die Körperpflegeaktivitäten auswirken« u. a. die Intervention »Ganzkörperwaschung mit zwei Pflegepersonen pflegefachlich erforderlich«.
- Je nachdem welcher Grund vorliegt und welche der festgelegten Interventionen als Pflegemaßnahmen umgesetzt werden, müssen Maßnahmen unterschiedlich oft pro Tag durchgeführt werden, um den Punktwert zu erhalten.
- Im Verlauf der Versorgung ergibt sich aus der Summe der Punkte der entsprechende OPS-Kode (OPS 9-20 Hochaufwändige Pflege).

Praxistipp

- Ein Dokumentationssystem nutzen mit automatisierter Berechnung von PKMS-Scores und Ableitung von OPS-Ziffern.*
- Die OPS-Version 2017 gibt es kostenlos beim Deutschen Institut für Medizinische Dokumentation und Information [1].
- Praktische Anwendungsempfehlungen, zur Geschichte und Entwicklung PKMS sowie Antworten auf häufige Fragen finden sich auf der Webseite der Fachgesellschaft Profession Pflege [3].

Der Deutsche Pflegerat (DPR) hat sich bei der Entwicklung der PKMS eingebracht und seine Positionen gegenüber dem Deutschen Institut für Medizinische Dokumentation und Information (DIMDI) und dem Institut für das Entgeltsystem im Krankenhaus (InEK) vertreten. Mit wenig Erfolg wie es scheint. Dazu Auszüge aus der Pressemitteilung des DPR vom 12.03.2014 [2]:

» Eine Beteiligung an der weiteren Ausgestaltung des Pflegekomplexmaßnahmen-Scores für Erwachsene wird seitens des Deutschen Pflegerates nicht mehr stattfinden. (…) Seit der Einführung des PKMS in 2010 hat sich der DPR mit Blick auf die Rückmeldungen aus der Praxis regelmäßig am Vorschlagsverfahren beteiligt, um die Anwenderfreundlichkeit des Instruments zu erhöhen und die methodischen Mängel zu korrigieren. Hierzu hat es mehrere Beratungstermine mit DIMDI und InEK gegeben. Nicht nachvollziehbar ist es daher, dass die Änderungsvorschläge des DPR keine nennenswerte Integration in die gebotene Weiterentwicklung des Instrumentes gefunden haben. (…) Durch diese Form der Beteiligung kann der DPR seine Verantwortung für die Weiterentwicklung des Pflegekomplexmaßnahmen-Scores für Erwachsen (PKMS-E) nicht mehr ausüben.

> **Offene Fragen aus der Praxis[#]**
> — Warum gibt es eine Initiative zur Digitalisierung des Pflegeprozesses (Projekt elektronische Patientenakte KH), die genau dem Denken des Pflegeprozesses entgegen orientiert: Pflegefachpersonen werden in der Software aufgefordert, zunächst die Maßnahmen zu bestimmen, die Gründe erscheinen dann automatisch?

- Warum gibt es noch nicht mehr Bachelorabsolvent/innen in leitenden Positionen in der direkten Pflege, die Pflegefachpersonen bei der PKMS-Dokumentation anleiten könnten?
- In der Pflegepraxis ist unklar, was eine PKMS-taugliche Pflegedokumentation ist. Warum werden die Gütekriterien der Krankenversicherungen nicht transparent gemacht und die Prüfkriterien der Medizinischen Dienste vereinheitlicht?
- Der PKMS wurde vom DPR initiiert, um dem Stellenabbau in der Pflege Einhalt zu gebieten. Viele Häuser sind aktuell in einer finanziellen Schräglage und haben Einstellungsstopps verhängt. Was geschieht mit den durch die PKMS generierten Erlösen?

Fazit

Pflegedokumentation wird leichter und effektiver, wenn

- v. a. die vorgeschriebenen Formulare genutzt und nur wenige Zusatzformulare eingesetzt werden,
- die Pflegeanamnese besondere Aufmerksamkeit auf Risiken legt und eine darauf spezifisch ausgerichtete Pflege geplant wird,
- Pflegeziele knapp formuliert sind und die Wirkung der Pflege im Hinblick auf diese Ziele eingeschätzt wird,
- Pflegetätigkeiten nach vereinbarten Standards eingeübt und durchgeführt werden, um Leistungen im Komplex nachweisen zu können,
- der Pflegebericht die weitere Versorgung sicherstellt,
- durch Schulungen und Pflegevisiten die Leistungen eines Teams unterstützt werden.

Literatur

1. DIMDI – Deutsches Institut für Medizinische Dokumentation und Information (2016) Pflegekomplexmaßnahmen-Scores zum OPS 2017. www.dimdi.de/static/de/klassi/ops/kodesuche/onlinefassungen/opshtml2017/zusatz-09-anh-pflege-scores-pkms.htm (Zugriff: 06.12.2016)
2. DPR – Deutscher Pflegerat e.V. (2014) Pressemitteilung PKMS. www.deutscher-pflegerat.de/presse/Pressemitteilungen/716.php (Zugriff: 09.12.2016)
3. Fachgesellschaft Profession Pflege (2016) FAQ zu PKMS. www.pro-pflege.eu/files/inhalte/downloads/FAQ_PKMS_2016.pdf (Zugriff: 09.12.2016)
4. Fiechter V, Meier M (1981) Pflegeplanung. Eine Anleitung für die Praxis. Recon, Basel
5. Gordon M (1987) Nursing Diagnosis. Process and Application. 2nd ed. McGraw-Hill, New York, USA
6. Landesverbände der Pflegekassen Rheinland-Pfalz, MDK Rheinland-Pfalz, Beratungs- und Prüfbehörde nach dem LWTG Rheinland-Pfalz (2010) Merkblatt zur Pflegedokumentation. www.skm-bistum-trier.cms.rdts.de/upload/dokumente/10311.pdf (Zugriff: 05.12.2016)
7. Mahlberg-Breuer A, Mybes U (2007): Pflegedokumentation stationär. Ein Handbuch für die Pflegeleitung. Bundesministerium für Familien, Senioren, Frauen und Jugend, www.bmbfsj.de
8. MDS – Medizinischer Dienst der Spitzenverbände der Krankenkassen (2005) Grundsatz Stellungnahme Pflegeprozess und Dokumentation. www.mds-ev.de/fileadmin/dokumente/Publikationen/SPV/Grundsatz-stellungnahmen/30_Pflegeprozess_Dok_2005.pdf
9. Specht-Tomann M (2010) Biografiearbeit in der Gesundheits-, Kranken- und Altenpflege. Springer, Heidelberg
10. WHO – World Health Organisation (1986) www.euro.who.int/de/who-we-are/policy-documents/ottawa-charter-for-health-promotion,-1986 (Zugriff: 05.12.2016)

Wirksamer arbeiten – Daten erheben, sichern und auswerten

I. Kollak, *Schreib's auf! – Besser dokumentieren in Gesundheitsberufen (Top im Gesundheitsjob)*,
DOI 10.1007/978-3-662-53565-3_3
© Springer-Verlag GmbH Deutschland 2017

Im Gegensatz zu Texten, die sich Menschen gern über WhatsApp, SMS, E-Mails, Postkarten und Briefe zusenden, geht es bei Dokumentationen um Texte, die nicht freiwillig verfasst werden. Die Arbeit an diesen Texten wird als nervig und umfangreich empfunden, ihr Nutzen ist z. T. zweifelhaft, ihr Aufwand wird mit Qualitätsprüfungen, Rechtsstreits und Leistungsabrechnungen begründet. Das ist nicht sehr motivierend.

> Dieses Kapitel nimmt den Frust beim Dokumentieren ernst und bietet Lösungen. So können Sie sich fürs professionelle Dokumentieren motivieren.
> - Überblick erarbeiten und Herrin, bzw. Herr der Daten sein!
> - An positive Erfahrungen mit Schicht-, Routenplaner und Internet andocken!
> - Standards, Klinische Pflegepfade und Case Management nutzen!

■ **Für den besseren Durchblick**

Das vorangegangene Kapitel hat Ihnen einen Überblick über alle vorgeschriebenen und zusätzlichen Formulare einer Pflegedokumentation gegeben. Hier geht es nun um eine wirksamere Arbeit mit den Formularen. Es ist gut, wenn Sie sich eine klare Haltung und einen sicheren Umgang mit der Pflegedokumentation aneignen und immer wieder in gleicher Weise vorgehen. Auf diese Weise werden Sie immer sicherer und bekommen ein viel besseres Gespür für wichtige Details und Unterschiede.

■ **Positive Erfahrungen nutzen**

Schichtpläne und Routenplaner haben das Management vereinfacht und werden von vielen Pflegekräften genutzt. Pflegewiki sowie Pflege- und Medizindatenbanken bieten umfangreiche Informationen und werden häufig aufgerufen. Heute noch setzen Pflegeteams auf die PPR (Regelung über Maßstäbe und Grundsätze für den Personalbedarf in der stationären Krankenpflege, kurz Pflegepersonalregelung), um ihre Arbeit abzubilden. Die Dokumentation der PKMS (Pflegekomplexmaßnahmen; ▶ Abschn. 2.5) hat die Entwicklung der Dokumentation und den Umgang der Pflege mit der EDV beeinflusst.

■ **In Pflegedokumentation investieren**

Die Pflegedokumentation muss nützlich sein und die unterschiedlichen Aufgabenbereiche der Pflege abbilden. Die Dokumentation soll die Arbeiten von der Patientenversorgung über die Prozesskoordination bis zum Personalmanagement unterstützen. Dokumentationsprogramme sollen Fachwissen und Fachsprache leichter zugänglich machen, Abläufe übersichtlicher darstellen und unterstützen und Arbeitsaufkommen und Arbeitsergebnisse sichtbar werden lassen. Dabei verringert eine elektronische Dokumentation die Fehler bei der Datenübertragung und macht die Texte für alle lesbar.

3.1 **Eine professionelle Haltung einnehmen**

Es ist befreiend, wenn Sie sich zu einer bestimmten Haltung entscheiden und diese in Ihrer täglichen Praxis beibehalten. Denn von der eigenen Lust und Laune oder der seiner Teamkolleginnen und -kollegen mehr als nötig abhängig zu sein, raubt Energie und Kraft. Aus der Beratungspraxis, die vergleichbar hohe Anforderungen in Bezug auf Kommunikation und Interaktion zu erfüllen hat, gibt es wichtige Leitgedanken. Diese können für Ihren Umgang mit Patienten und Problemen sehr nützlich sein und Ihnen dabei helfen, eine professionelle Haltung einzunehmen. So heißt es bei De Shazer und Berg [3] sehr einfach und klar (Abb. 3.1):

- Repariere nicht, was nicht kaputt ist!
- Finde heraus, was gut funktioniert und mach' mehr davon!
- Wenn etwas nicht gut funktioniert, versuche etwas anderes!

 Abb. 3.1 Umgang mit Problemen

Diese Leitgedanken beziehen sich sowohl auf den Umgang mit dem Gegenüber als auch auf den Umgang mit Aufgaben. Menschen, die in fürsorgenden Berufen tätig sind, neigen dazu, sich für alle Probleme und Aufgaben zuständig zu fühlen. Dagegen wird hier empfohlen, auf drängende Probleme zu sehen. Für diese Probleme sollen Lösungen gesucht werden, die sich an den erfolgreichen Lösungswegen orientieren. Zusammengefasst wird dieses Konzept in der Patienten- und Lösungsorientierung.

■ Patientenorientierung

Machen Sie es sich zu Ihrer professionellen Haltung, die Perspektive Ihres Patienten oder Ihrer Bewohnerin einzunehmen. Akzeptieren Sie den Eigensinn Ihres Gegenübers und lassen Sie sich die Probleme erklären. Fragen Sie z. B. wann das Problem aufgetaucht ist, wie häufig es auftritt und in welcher Form usw. Hören Sie genau bei den Antworten zu und schreiben Sie alles auf. Das sofortige Dokumentieren erspart Ihnen viel Arbeit. Denn in der Praxis haben Sie viel zu tun und erhalten oft parallel Informationen. Wenn Sie wichtige Dinge vergessen oder durcheinander bringen, bedeutet das einen Mehraufwand für Sie durch Nachfragen und Umorganisieren usw.

■ Lösungsorientierung

Wenn es um Probleme geht, sollte es im nächsten Schritt auch immer um Ressourcen gehen. Machen Sie es sich zu Ihrer professionellen Haltung, Patienten, Klienten oder Bewohner nach ihren Lösungsmöglichkeiten zu fragen. Erkundigen Sie sich nach Vorschlägen zur Unterstützung und nach Wünschen. Fragen Sie z. B. was in ähnlichen Situationen bisher am besten geholfen hat, wie ähnliche Probleme bisher bewerkstelligt wurden, was gewünscht wird. Denken Sie daran, dass jeder Mensch sich selbst am besten kennt und sich auf Erfahrungen stützen kann. Denken Sie ebenso daran, dass auch kleinere Verbesserungen Schritte zu einer Lösungen darstellen und dass Maximallösungen selten und keinesfalls immer die besten sind.

Übung 2

Professionelle Arbeit – Was macht die Professionalität von Frauen und Männern aus, die als Kunstmaler und Artisten, Friseure und Klempner, Kellner und Lehrer arbeiten? Notieren Sie spezifische Qualitäten und gemeinsame Qualitäten. (Lösung: ▶ Abschn. 9.2)

■ **Ein verbreitetes Missverständnis**

Der Mensch ist ein »bio-psycho-soziales Wesen« [5], das »ganzheitlich« zu betrachten ist [8] und nach einer Gesundheit strebt, die als »körperliches, seelisches und soziales Wohlbefinden« zu verstehen ist. Diesem immensen Anspruch folgte ein nicht weniger unermesslicher Dokumentationsaufwand, damit in der ständig kürzer werdenden Liegezeit auch kein Aspekt verloren geht. Eine Ordnung musste her. Man besann sich auf die Bedürfnispyramide von Maslow [11] und schuf Kategorien der Bedürfnisermittlung von »Atmung« bis »Sinnfindung«, die immer weiter verfeinert wurden. Das mag im Sinn einer umfassenden Sorge gut gemeint sein. Doch sei die Frage erlaubt, ob eine solche umfassende Versorgung geleistet werden kann und ob das nur von den richtigen Fragen abhängt (◘ Abb. 3.2). Patienten können einwenden, wozu es die vielen Fragen nach den unterschiedlichen Bedürfnissen gibt, wenn zu deren Befriedigung an dieser Stelle nichts beigetragen wird. Eine Versorgung muss nicht nur fachlich, sondern auch sozial sein und alle Menschen erreichen. Das schafft man nicht über die Pflegeanamnese, sondern über Sozialpolitik.

Heute haben Patienten und Pflegepersonal eine lange Liste von Fragen zwischen sich aufgetürmt, die ihr Verständ-

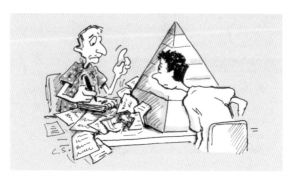

◘ **Abb. 3.2** Er wurde das Gefühl nicht los, dass sich die Maslow-Bedürfnispyramide zwischen ihn und seine Patienten stellte

nis füreinander und ihr Verhältnis zueinander nicht per se verbessern muss. Dieses gesamte Dokumentationspaket wird in Papierform oder als elektronische Datei immer wieder vervielfältigt, verbreitet und verkauft – und verstopft Rechner, Archive und Hirne. Noch gibt es zu wenig Nutzer, die den Fragenkatalog entsprechend der eigenen Arbeit auf wesentliche Fragen reduziert und Platz für spezifische Details geschaffen haben. Die Investition in ein Dokumentationssystem, das so knapp wie nur möglich, in der Sache klar und rechtlich aussagekräftig ist, entlastet alle und verbessert die Kommunikation. Wie gut ein Dokumentationssystem ist, zeigt sich, wenn es von vielen und gerne genutzt wird. Ist dies nicht der Fall, dann ist kaum davon auszugehen, dass alle Nutzer irren.

Wer herausfinden möchte, wie viel Informationen tatsächlich in den Patientenakten steckt, sollte einmal ein Archiv besuchen.

Übung 3

Archivbesuch bzw. alte elektronische Akten aufrufen
– Holen Sie sich die Erlaubnis und sehen Sie sich zehn
Dokumentationen aus dem letzten oder vorletzten Jahr
an. Ob Sie dafür ins Archiv gehen oder eine alte Datei
aufrufen, ist egal. Überprüfen Sie, wie viele Formulare
nicht ausgefüllt wurden, weil sie nicht gebraucht wurden. Überprüfen Sie auch, auf wie vielen Formularen Sie
Daten und Sätze finden, die für Sie interessant und aussagekräftig sind. (Lösung: ▶ Abschn. 9.3)

Es macht keinen Sinn, Stauraum oder Speicherplatz mit Patientenakten zu füllen, in denen unzählbare leere Formulare
mit belanglosen Aussagen stehen. Weniger ist mehr. Weniger Formulare mit mehr individuellen und wesentlichen
Fakten über Bewohner, Klienten und Patienten sind nötig,
um die notwendigen und nützlichen Pflegehandlungen zu
begründen und deren Durchführung zu dokumentieren.

3.2 Hinweise, die alle Arbeitsschritte betreffen

Vorab werden Ihnen formale und inhaltliche Hinweise gegeben, die alle Arbeitsschritte der Pflegedokumentation betreffen.

■ Formale Hinweise

In den genannten Anleitungen zur Pflegedokumentation
werden formale Hinweise gegeben, die das dokumentenech-
te Schreibwerkzeug, leserliche Schrift, Korrekturen, die das
vorher Geschriebene sichtbar lassen, betreffen. Bei elektronischen Dateien bleiben alle Angaben erhalten. Sie können
korrigiert werden, die Korrekturen bleiben sichtbar.

■   **Inhaltliche Hinweise**

Bei den inhaltlichen Hinweisen geht es um den Unterschied zwischen beschreiben und bewerten. Eine Pflegesituation kann z. B. als »Wäschewechsel« beschrieben werden oder als »unnötiger Wäschewechsel«. Diese Art von Bewertungen ist schwierig, denn aus Sicht der betroffenen Person sind diese Situationen unangenehm, peinlich, erniedrigend usw. Aus Sicht der Pflegeperson sind sie anstrengend, häufig, Routine usw. Im ▶ Kap. 5 geht es um Sprache und wie sie beschreibt, bewertet, Zusammenhänge schafft usw.

In diesem Zusammenhang ist noch die Dokumentation von komplexen Pflegeproblemen und -maßnahmen (PKMS) erwähnenswert. Danach sind Dokumentationen über Abwehrhaltungen oder fehlende Kooperation nicht mehr nur die Frage einer subjektiven Einschätzung, sondern sie werden bei der aufwändigen Pflege explizit eingerechnet (▶ Abschn. 2.5).

3.3   Informationssammlung

Im ▶ Kap. 2 wurden bereits die vorgeschriebenen und möglichen Dokumentationsformulare vorgestellt und den vier von der WHO definierten Arbeitsschritte des Pflegeprozesses zugeordnet. In den folgenden Abschnitten geht es nun um den professionellen Umgang mit diesen Dokumentationsformularen.

Hinsichtlich der Informationssammlung gibt es zwei unterschiedliche Herangehensweisen:

▬   eine, die alles erfassen will und
▬   eine andere, die alles für die Situation Wichtige erfassen will.

Auf diese Weise kommen entweder alle nützlichen Daten zusammen oder noch viele Daten und Informationen darüber hinaus, die oftmals nicht verwendet werden. Persönliche Fragen können bei Menschen, die nur kurz betreut werden oder die neu in die Versorgung kommen, als Belästigung und Eindringen in die Privatsphäre aufgefasst werden.

> **Praxistipp***
>
> Jede Einrichtung der Akutversorgung sollte sich darauf verständigen, bei welchen Patienten eine umfängliche Informationssammlung und eine individuelle Pflege-planung notwendig sind (z. B. Rückenmarkverletzte oder neurologische Patienten).

■ Welche Informationen benötigt eine Pflegeanamnese?

Dazu zunächst zwei Beispiele aus unterschiedlichen Arbeitsfeldern der professionellen Pflege, die den jeweils notwendigen Informationsbedarf verdeutlichen:

Wird ein Patient ohne bisherigen Pflegebedarf stationär für eine Operation aufgenommen, so macht es Sinn, das Informationsgespräch auf die geplante Operation und deren Auswirkungen zu beziehen. Dabei werden Informationen zwischen Pflegeperson und Patient ausgetauscht. Der Patient bekommt Informationen über die normale Dauer der Operation, ab wann jemand in der Regel nach der Operation wieder trinken, essen und wieder aufstehen kann, wann planmäßig die Entlassung erfolgt. Beispiele für Gründe, die eine solche Planung durchkreuzen können und wie häufig diese sind, ergänzen die Information. In diesem Informationsgespräch erfährt die Pflegeperson wichtige Daten für die Pflegeanamnese: wer nach der Operation zu Besuch kommt und sich kümmern wird, ob jemand Zeit hat, am Entlassungstag zur Begleitung zu kommen oder ein Taxi bestellt werden soll, wer die Kosten dafür übernimmt usw.

Wird ein Patient länger stationär versorgt, wie z. B. bei einer psychiatrischen Behandlung, einer stationären Langzeitpflege oder bei einer häuslichen Pflege, dann werden in mehreren Gesprächen die Informationen verdichtet. Wichtig ist zunächst, grundlegende Gewohnheiten und Bedürfnisse abzuklären und wie diese mit dem Aufenthalt oder mit der Betreuung vereinbar sind. Bei den weiteren Gesprächen werden Details erfragt. Hier gilt als wichtige Daumenregel: Insbesondere Bedürfnisse und Wünsche zu erfragen, die auch als Teil der Versorgung erfüllt werden können. So ist es gut zu wissen, dass jemand gerne ins Kino geht, wenn der Pflegedienst zusammen mit einem Altenheim einen Filmabend anbietet.

Kommunikative Menschen, die Interesse an ihrem Gegenüber besitzen, sind bei der Informationssammlung im Vorteil. Doch Anamnesegespräche zu führen, Informationen verständlich und verwertbar zu sammeln und aufzuschreiben, kann gut erlernt werden. Dazu benötigen Sie eine klare Haltung zum Zweck des Gesprächs, ein gutes Geschick, um die Unterhaltung aufzubauen und wichtige Informationen zu bekommen und nicht zuletzt eine professionelle Herangehensweise bei der Aufnahme und Dokumentation der Daten.

In der folgenden Übung geht es darum, wichtige von weniger wichtigen oder unnützen Fragen unterscheiden zu lernen. Zu einem Thema, wie z. B. »aktive Mitarbeit von Patienten/Bewohnern«, lassen sich unendliche viele Fragen denken, die auch tatsächlich in unterschiedlichen Kontexten passend sein können. Es geht darum herauszufinden und zu begründen, welche Informationen in welcher Situation notwendig sind.

Übung 4

Ressourcen beschreiben – Aus einer langen Aufzählung möglicher Fähigkeiten, Verhaltensweisen und Einstellungen von Patienten sind zwölf beispielhaft aufgelistet. Welche erachten Sie aus den unten geschilderten Situationen heraus als wichtig, um die erforderliche Auskunft über Mitwirkung und Ressourcen bei der Pflege zu bekommen?

Liste der Fähigkeiten, Verhaltensweisen und Einstellungen:

- Kennt die Nebenwirkungen
- Fordert Informationen ein
- Nimmt die Realität an
- Formuliert Ängste
- Versteht die Behandlung
- Ist orientiert
- Kennt die Wirkungen der Narkose
- Ist kommunikationsfreudig
- Akzeptiert das eigene Alter
- Kann selbständig gehen
- Nimmt Hilfen an
- Besitzt Humor

Was interessiert Sie warum bei:

- einem Patienten, der 25 Jahre alt ist, ambulant einen Weisheitszahn gezogen bekommt, sonst uneingeschränkt fit ist
- einer Patientin, die an einem Gehstock läuft, 75 Jahre alt ist und nach einer Tumorentnahme in der Brust zum ersten Mal zur Strahlentherapie kommt
- einem hochbetagten Mann, den Sie nach seinem Einzug ins Pflegeheim in seinem Zimmer besuchen, wo auch seine Tochter anwesend ist (Lösung: ► Abschn. 9.4)

■   **Handlungsempfehlungen des MDS**

Zum Stammblatt gibt der MDS in seinen Handlungsempfehlungen noch zwei Hinweise.

» Erster Hinweis: Grundsätzlich sind die Angaben vom Pflegebedürftigen zu erfragen. Ist dies nicht möglich, so werden Bezugspersonen oder Betreuer/Bevollmächtigte herangezogen.

Über jemanden statt mit jemandem zu sprechen, ist ein häufig anzutreffender Fehler. Die Zeit ist knapp, die Geduld reicht nicht und schon wird über alte Patienten hinweg mit den Angehörigen gesprochen. Anders herum wird eine Mutter nach dem Namen ihres Kindes gefragt, das daneben steht und übergangen wird. Aber nicht nur das Alter bietet Anlass für solche unprofessionellen Arbeitsweisen: Ein Mann soll für seine kranke Frau antworten, weil die Schmerzen hat und leise antwortet, ein minderjähriger Sohn soll für seine kranke Mutter dolmetschen, da sie nicht so gut deutsch spricht.

Machen Sie sich klar: Es ist Ihre gesellschaftliche und berufliche Aufgabe, sich professionell um einen spezifischen Menschen zu kümmern. Das macht Ihre Arbeit und Ihre Professionalität aus. Den Kontext dieses Menschen zu beachten, ist wichtig, erfolgt aber über den betroffenen Menschen. Bedenken Sie: Sie sind nicht legitimiert und haben auch nicht die Reserven, für die ganze Familie und deren Probleme gleich mit zu sorgen. Denken Sie an die Leitsätze von de Shazer u. Berg (▶ Abschn. 3.1).

Hier eine Übung zur Reflexion der eigenen Anamnesearbeit. Notieren Sie Ihre Antworten. Diskutieren Sie Ihre Ergebnisse mit Kolleginnen und Kollegen.

Übung 5

Lust und Frust bei der Pflegeanamnese – Wie gerne führen Sie Informations- bzw. Anamnesegespräche? Warum bzw. warum nicht? Was macht Ihnen diese Gespräche leicht bzw. schwierig? Sind die Formulare geeignet, um alle notwendigen Informationen zu erhalten? Benutzen Sie einen Gesprächsleitfaden? Fänden Sie das nützlich? Gibt es eine Sammlung mit häufig gestellten Fragen und Antworten? Wäre das hilfreich? Wer könnte bei einem Leitfaden, wer könnte bei Fragen und Antworten mitarbeiten? Gab es schon einmal eine Antwort zu Vorlieben und Gewohnheiten, die Sie voll verblüfft hat? (Lösung: ▶ Abschn. 9.5)

» Zweiter Hinweis: Die Informationen im Stammblatt sind immer aktuell.

Das ist eine verblüffende Formulierung. Machen das die Informationen automatisch? Wie kommt es zu dieser Aktualisierung? Da das Stammblatt als Teil der Pflegedokumentation verstanden wird, sind Pflegekräfte dafür zuständig. Der MDS empfiehlt aber eine »interprofessionellen Nutzung« des Stammblatts. Aktualisierungen des Stammblatts sind erforderlich, wenn z. B. ein anderer Betreuer zuständig wird. Wenn die Pflege diese Änderungen dokumentiert, so ist das für sie selbst und für andere Berufsgruppen nützlich. Diese Leistung sollte benannt und anerkannt werden.

3.4   Biografiearbeit in der Akut- und Langzeitpflege

Die Pflegepersonen im stationären Klinikbereich erleben eine enorme Fluktuation ihrer Patienten. Die Bettenzahlen und Verweildauer haben sich in den letzten Jahren deutlich verringert und gleichzeitig die Anzahl der behandelten Patienten stark erhöht. Die Arbeit wurde dadurch enorm verdichtet, und Kommunikation und Beratung bleiben dabei auf der Strecke. Hinzu kommt, dass Stellen in der Pflege abgebaut wurden.

Nun könnte daraus geschlossen werden, dass Biografiearbeit eher etwas für die Langzeitpflege ist. Doch auch hier sind ausführliche Gespräche und gründliche Beratungen und Anleitung immer schwieriger zu realisieren. Die Menschen in der stationären Altenpflege sind älter und kränker, wenn sie in die Einrichtung kommen. Viele von ihnen sind verwirrt oder bereits bettlägerig. In der häuslichen Versorgung hasten Pflegekräfte mit riesigen Schlüsselbunden von Haus zu Haus und führen im Mantel die Behandlungspflege durch.

> ❯ Aus einem professionellen Pflegeverständnis ist die Biografiearbeit unverzichtbar. Allerdings sollte sie in Inhalt und Umfang der Pflegesituation (akut oder langzeitlich) angemessen sein.

Denn wer patienten- und lösungsorientiert arbeiten möchte, um möglichst nah an den Patientenbedürfnissen und möglichst weit weg von unnötigen Dingen zu arbeiten, erkennt das Potenzial der Biografiearbeit. Die Fragen, die in den oberen Abschnitte zu Patienten- und Lösungsorientierung beispielhaft genannt wurden, sprechen die Biografie eines Menschen an: Sie fragen nach bisherigen Erfahrungen und nach vergleichbaren Situationen.

3.4.1 Fragen und Veranschaulichen

Um die Biografiearbeit ernst zu nehmen und doch bewältigen zu können, lohnt sich ein Blick auf Fragetechniken, die Informationen befördern und Hilfsmittel, die ein Dokumentieren erleichtern.

▪ **Fragetypen**

Sie können Fakten abfragen, Zustimmung- oder Ablehnung erfragen, eine oder mehrere Antwortmöglichkeiten bieten oder offen fragen. Die Art der Frage hat mit den erwünschten Antworten zu tun. Je mehr Mitwirkung Sie von Ihrem Gegenüber wünschen, desto offener fragen Sie. Je nachdem können Ihre Frage dann z. B. lauten: Möchten Sie Kaffee? Möchten Sie lieber Kaffee oder Tee? Was möchten Sie trinken?

Übung 6

Fragen stellen – Formulieren Sie weitere Fragen entsprechend dem gerade gelesenen Beispiel zum Trinkwunsch. Stellen Sie jeweils drei Fragen unterschiedlichen Typs zu den Lebensbereichen essen und trinken, schlafen, mobil sein, kommunizieren. (Lösung: ▶ Abschn. 9.6)

▪ **Veranschaulichungen**

Die öfters von mir schon beschriebene Lebensereignisskala sei auch an dieser Stelle erneut empfohlen. Diese Skala hat zwei Seiten (◘ Abb. 3.3). Hier lassen sich z. B. die objektiven Geschehnisse mit den subjektiven Bewertungen und Gefühlen vergleichen. Dazu werden auf der einen Seite alle objektiven Lebens- und Ereignisdaten eingegeben, wie Geburt, Wohnorte, Ausbildungen, Hochzeit(en), Umzüge, Kinder, Jubiläen usw. Auf der anderen Seite werden die subjektiven

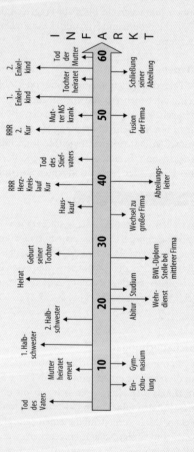

■ **Abb. 3.3** Lebensereignisskala

Daten eingeben, wie Krankheit, Trauer, gute Phasen, Erfolge, Misserfolge, Umgang mit Problemen, Gefühlsschwankungen usw.

Die Skala kann aber auch nur mit Bezug auf den Umgang mit einer chronischen Krankheit oder einer Behinderung eingesetzt werden. Dann stehen auf der einen Seite die förderlichen Faktoren und auf der anderen Seite die hinderlichen Faktoren der Bewältigung. Es braucht einen entsprechenden Vordruck, den Patienten nutzen können. Dann braucht es noch Ihr Interesse, gemeinsam mit dem Patienten auf die Skala zu sehen, wichtige Informationen aufzunehmen und bei der Arbeit zu nutzen.

Eine weitere Methode der Veranschaulichung von Arbeits- und Lebenszeit zeigt Ihnen die folgende Übung.

Übung 7

Meine Zeitplanung – Malen Sie einen Kreis. Dieser Kreis steht für die 24 Stunden eines Tages. Tragen Sie in diesen Kreis, wie viel Zeit Sie für Arbeit, Wege, Mahlzeiten, Spiele mit den Kindern, Freizeit, Schlaf und Erholung usw. durchschnittlich an einem Tag aufwenden. Sie können auch gelungene Zeitplanungen mit weniger gelungenen vergleichen oder einen idealen Tagesablauf aufschreiben und nachprüfen, wo Sie davon abweichen und warum. (Lösung: ▶ Abschn. 9.7)

3.5 Pflegeplanung

Über die Pflegeplanung ist schon sehr viel geschrieben worden. Ellenlange Planungen finden sich aber nur in Büchern und in Prüfungen, nicht in der Praxis. Gute Pflegeplaner sind Auszubildende und Studierende der Pflege. In der

Praxis finden sich an Stelle der Pflegeplanung sehr oft Formulare, die als Zusatzelemente gedacht sind, wie z. B. Protokolle über Vitalzeichen, Nahrungsaufnahme, Wundheilung.

Es wird keine Pflegeplanung geben, wenn sie hauptsächlich in Büchern und Broschüren existiert oder im Unterricht und im Seminar aufrechterhalten wird.

> **Die Pflegeplanung soll Pflege sicherer und leichter machen. Darum sollten alle Dokumentationssysteme Planungsschritte anbieten auf der Grundlage von Expertenstandards und Pflegepfaden mit den dazugehörigen Hilfsmitteln. Sie sollten Formulierungshilfen vorhalten, die Fachtermini nutzen sowie Links zu Pflegelexika und Datenbanken liefern.**

▪ Die meisten Programme helfen nicht bei der Pflegeplanung

An dieser Stelle wird noch einmal ausdrücklich darauf verwiesen, sich die Hilfen von Dokumentationsprogrammen im Punkt der Pflegeplanung genau anzusehen und Blanks nicht zu akzeptieren. Da ist die Pflege längst weiter und die Software ist hinterher (◘ Abb. 3.4). Wenn ein Team die am häufigsten anvisierten Pflegeziele und durchgeführten Pflegemaßnahmen kennt, ist es möglich, Standards für die Pflegebehandlung und die damit anvisierten Ziele schnell anzugeben. Ergänzungen und Verbesserungen sind immer möglich.

▪ Die SMART-Formel

Diese Formel kommt ursprünglich aus dem Projektmanagement. SMART ist eine Abkürzung für die englischen Begriffe: **S**pecific, **M**easurable, **A**ccepted, **R**ealistic, **T**imely. Mit Hilfe dieser Formel lassen sich auch Pflegeziele formulieren. Das Case Management nutzt diese Formel bereits. Übersetzt werden die Begriffe zur Benennung von Ziele wie folgt: **s**pezifisch, **m**essbar, **a**kzeptabel, **r**ealistisch und **t**erminiert (◘ Tab. 3.1).

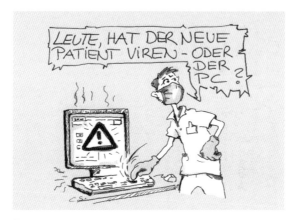

■ **Abb. 3.4** Leute, hat der neue Patient Viren oder der PC?

■ **Hinweise**

Ziele sollten positiv formuliert sein. Statt »*ihr ist nicht mehr schlecht*« besser »*ihr geht es spürbar besser*« oder anstelle von »*er will nicht ins Altenheim*« besser »*er möchte gerne zu Hause bleiben*« usw.

Zeitangaben sollten immer mit genauen Zeitangaben erfolgen (Tag und evtl. Uhrzeit; [9]).

Oft werden entlang der Aktivitäten des täglichen Lebens (ATL; [8]) oder der Aktivitäten, Beziehungen und existenzielle Erfahrungen des Lebens (ABEDL; [10]) Pflegeziele formuliert. Wenn nicht klar ist, für wen, in welchem Umfang und wie dokumentiert wird, kann ein solches Vorgehen viele weiße Felder schaffen. Es ist patienten- und lösungsorientierter, die Ziele entlang der spezifischen Probleme festzulegen und die Ressourcen dabei zu benennen.

◨ Tab. 3.1 Pflegeziele sind schriftlich zu formulieren und sollen folgende 5 Kriterien erfüllen

S	Spezifisch	Ist das Ziel klar und deutlich formuliert?	Das Unwohlsein durch die Chemotherapie wird für Frau Sommer spürbar verringert.
M	Messbar	Wie soll das Ergebnis nachweisbar sein?	Ein Medikament muss gefunden werden, das bei Frau Sommer wirksam ist.
A	Akzeptabel	Sind alle Beteiligten motiviert, um das Ziel zu erreichen?	Frau Sommer wird den Termin (Datum) beim Beratungsdienst des Brustzentrums wahrnehmen. Die behandelnde Ärztin wird ein neues Medikament verschreiben.
R	Realistisch	Kann das Ziel erreicht werden? Sind die einzelnen Schritte dahin definiert?	Es gibt viele und unterschiedlich wirkende Medikamente zur Behandlung von Unwohlsein. Das konkrete Vorgehen ist festgelegt.
T	Terminiert	Bis zu welchem Datum soll das Ziel erreicht werden?	Frau Sommer geht während der nächsten Chemo (4.9. bis 9.9.) spürbar besser. Eine telefonische Nachfrage ist für den 5.9. um 15 Uhr vereinbart.

3.6 Durchführung

Praktische Arbeit und Dokumentation gehen Hand in Hand, wenn es Bezugspflege, Standards und gute Dokumentationssysteme gibt. Diese Kriterien begünstigen alle eine unmittelbare, einheitliche und sichere Dokumentation.

> ❯ Der Nachweis einer durchgeführten Pflegetätigkeit erfolgt mit Datum, Uhrzeit und Handzeichen. EDV-gestützten Systemen setzen Zeit und Handzeichen ein, da die dokumentierende Person eingeloggt sein muss.

Eine Betreuungs- oder Pflegemaßnahme direkt im Anschluss an die Durchführung zu dokumentieren, ist ideal und schafft Sicherheit. Einzelne Pflegetätigkeiten z. B. in der häuslichen Versorgung oder im Rahmen der Funktionspflege können abgezeichnet werden. Am Ende einer Schicht Pflegetätigkeiten im Ganzen abzuzeichnen, ist immer noch verbreitet, aber die am wenigsten überzeugende und unzulässige Variante.

3.7 Pflegebericht und Evaluation

Die wesentlichen Inhalte eines Pflegeberichts wurden bereits im vorangegangenen Kapitel beschrieben. Hier sei noch einmal die Gelegenheit ergriffen, die beiden zentralen Absichten zu benennen, die der Bericht verfolgt.

> ❯ Der Pflegebericht soll die
> ▪ Versorgung, Pflege, Betreuung evaluieren, d. h. kritisch wertschätzen und
> ▪ Kontinuität der Versorgung gewährleisten.

Auf der Grundlage der Dokumente, aber auch – wie bei der Anamnese, im Gespräch mit dem betreuten Menschen – soll die evaluierende Pflegeperson die Zufriedenheit mit der abgeschlossenen Versorgung erfassen und die für die weitere Versorgung wichtigen Informationen, Tätigkeiten und Hilfsmittel etc. festhalten. Ein Rückmeldebogen, der bei Patienten mit hohem Versorgungsbedarf mitgegeben wird, gibt Auskunft über den Fortgang. In manchen Bundesländern besteht die Pflicht, Überleitungs- und Rückmeldebögen einzusetzen. Diese Verpflichtung ist oft dadurch zustande gekommen, dass Menschen in die Unsicherheit hinein entlassen wurden und unversorgt waren. Sicherer als diese Überleitungs- und Rückmeldebögen, die oft einfach irgendwo landen oder nicht zurückkommen, sind Sektoren übergreifende Versorgungsverfahren wie das Case Management mit einem entsprechenden Dokumentationssystem.

■ Standards nutzen

Die Pflegequalität ist hoch, wenn Pflege korrekt und wirkungsvoll durchgeführt wird (fachlicher Aspekt) und wenn sie den Menschen zugänglich ist (sozialer Aspekt).

In den Standards geht es um den fachlichen Aspekt der Pflegequalität. Sie geben Antwort auf die Frage: Wann ist eine Pflege korrekt? Die Chancen für eine korrekte Pflege sind gut, wenn sie auf dem Stand aktueller wissenschaftlicher Erkenntnisse basiert und ihre Wirksamkeit nachweisbar ist (Evidenzbasierung; [7]) Allerdings muss die Fachperson vor Ort die praktische Umsetzung beherrschen, damit z. B. ein unter sterilen Bedingungen platzierter Katheter auch hygienisch einwandfrei versorgt wird.

Die in den letzten Jahren entstandenen Standards schaffen gute Voraussetzungen für eine korrekte Pflege. Sie benötigen aber eine weite Verbreitung, hohe Verbindlichkeit und gewissenhafte Umsetzung.

Um mit diesem Angebot angemessen umgehen zu können, ist es notwendig, die zentralen und immer wiederkehrenden Arbeiten einer Station, einer Abteilung, eines Pflegedienstes zu kennen. Diese Haupttätigkeiten sind im

Hinblick auf die notwendigen Materialien, Abläufe und Dokumentationen zu definieren und verbindlich zu machen. Schulungen entwickeln den Stand des Wissens und Könnens, Einarbeitungshilfen für neue Mitarbeiter erhalten und sichern das Niveau eines Teams.

■ ■ Nationale Expertenstandards sind verbindlich

Die nationalen Expertenstandards werden ständig überprüft und auf weitere Pflegeaufgabenfelder ausgeweitet. Diese Standards sind vom Gesetzgeber als verbindlich erklärt (SGB IX, § 113a, Absatz 3):

> » Die Expertenstandards sind im Bundesanzeiger zu veröffentlichen. Sie sind für alle Pflegekassen und deren Verbände sowie für die zugelassenen Pflegeeinrichtungen unmittelbar verbindlich. Die Vertragsparteien unterstützen die Einführung der Expertenstandards in die Praxis.

Damit die in § 113a genannte »Entwicklung und Aktualisierung wissenschaftlich fundierter und fachlich abgestimmter Expertenstandards zur Sicherung und Weiterentwicklung der Qualität in der Pflege« stattfindet, werden nach vereinbartem Prozedere Expertenstandards entwickelt und aktualisiert.

Bereits vorhanden, sind nationale Expertenstandards zu Dekubitus 2000 und 2010, Entlassungsmanagement 2004 und 2009, Schmerzmanagement (akute Schmerzen) 2005 und 2011 sowie Schmerzmanagement (chronische Schmerzen) 2010, Sturzprophylaxe 2006 und 2013, Förderung der Harnkontinenz 2007 und 2014, Pflege von Menschen mit chronischen Wunden 2008 und 2015, Ernährungsmanagement 2010 (wird derzeit aktualisiert), Förderung der physiologischen Geburt 2013, Erhaltung und Förderung der Mobilität 2014. Einen aktuellen Überblick verschafft die Webseite des Deutschen Netzwerks für Qualitätsentwicklung in der Pflege [4].

▪▪ Beispiel Entlassungsstandard

2004 wurde der Expertenstandard Entlassungsmanagement (EM) erstmals veröffentlicht, 2009 erfolgte eine Überarbeitung und Aktualisierung. Der Standard soll eine systematische und interdisziplinäre Entlassung von Patienten ermöglichen, die einen weiteren Pflege- und Unterstützungsbedarf oder poststationäre Versorgungsprobleme haben. Der Standard wurde für Krankenhäuser, Fach- und Rehabilitationskliniken entwickelt. Andere Einrichtungen können diesen Standard ebenso nutzen, denn eine Umsetzung in die Praxis erfordert immer eine Anpassung an die spezifischen Gegebenheiten.

Das Entlassungsmanagement ist auf das gute Zusammenspiel aller Beteiligten in allen Phasen der Versorgung angewiesen. Dieses Zusammenspiel bezieht sich sowohl auf die gemeinsame Arbeit unterschiedlicher Berufsgruppen (interdisziplinär) als auch auf lückenlose Versorgung in den unterschiedlichen Versorgungsbereichen (intersektoriell). Zu diesem guten Zusammenspiel gehören ebenso Patienten und deren Angehörige und Freunde.

> **Der Expertenstandard zum Entlassungsmanagement gibt folgende Kriterien an:**
> — **Schriftliche Verfahrensanordnung (Ablauf des EM)**
> — **Initiales Screening und differenziertes Assessment (Wer benötigt ein EM)**
> — **Entwicklung einer individuellen Entlassungsplanung**
> — **Beratung, Schulung und Anleitung von Patienten bzw. Angehörigen**
> — **Koordination der Entlassung (zwischen Berufsgruppen und Sektoren)**
> — **Überprüfung der Entlassungsplanung 24 Stunden vor der Entlassung)**
> — **Evaluation der Entlassung (Rückmeldung)**

▪▪ Praxischeck zum Entlassungsmanagement

Ein Team, das den Stand seiner Kompetenzen im Punkt des Entlassungsmanagements überprüfen möchte, kann die eigen Arbeits- und Dokumentationspraxis überprüfen.

▪▪ Bisheriger Arbeitsaufwand

Eine Umfrage im Team über den zeitlichen Umfang der Arbeit, die mit dem EM verbunden ist, macht den aktuellen Aufwand deutlich. Dieser Zeitaufwand und die dahinter stehenden Kosten erlauben die Frage nach einer möglicherweise wirksameren und günstigeren Organisation des Aufnahme-, Entlassungs- und Nachsorgemanagements, wie z. B. einem Case Management.

▪▪ Arbeitsweise

Die meisten Krankenhausaufenthalte erfolgen nicht als Notfallaufnahmen und können im Voraus geplant werden. Es ist zu überprüfen, ob eine Person für die Patienten mit besonderen, komplexen Bedarfen zuständig gemacht werden soll, um berufsgruppenübergreifend Aufnahme, Aufenthalt, Entlassung und anschließende Versorgung/Verlegung zu organisieren. Diese Person steht als Ansprechpartner im Pflegeprozess zur Verfügung und kann zentral in der Aufnahme oder auf den Stationen arbeiten.

▪▪ Kommunikation und Kooperation

Eine berufsgruppenübergreifende Versorgungsplanung, wie sie z. B. das Case Management kennt, ist mit den unterschiedlichen Arbeitsfelder und Arbeitsweisen vertraut und macht sich eine Lösung aus Patientensicht zu eigen. Zur Verbesserung der Kooperation können die Nutzung von Intranet und Internet ausgebaut werden. Hier liegen Informationen von Adressen über Standards bis Zusatzversorgung bereit.

■■ **Pflegeevaluation**

Die Evaluation durch Rückmeldungen gibt darüber Auskunft, ob eine Entlassung erfolgreich verlaufen ist. Die Information über z. B. einen Rückmeldebogen geben Auskunft über mögliche Fehler und müssen erwünscht sein. Die Auswertung der Rückmeldungen sollte systematisch erfolgen und den Beteiligten mitgeteilt werden. Veränderungen im EM können sich auf die Rückmeldungen stützen.

■■ **Regelmäßige Fortbildungen**

Die Fluktuation von Mitarbeitenden, die Halbwertszeit von Wissen sowie die neue Gesetze und deren Ausführungsbestimmungen erfordern regelmäßige Anpassungen und entsprechende Schulungen.

■■ **Quintessenz**

Relativ wenige Patienten benötigen ein komplexes Entlassungsmanagement. Die es benötigen, sollen es bekommen.

3.8 Entbürokratisierung der Pflegedokumentation

Ein Hausbau braucht einen Bauplan, nach dem sich alle richten, ein Unterricht benötigt ein Curriculum, damit die Inhalte zum Ausbildungsziel führen und eine Pflegeplanung ist notwendig, damit Patienten gut und sicher versorgt werden. Dahinter stecken Professionen, die das Geplante umsetzen können. Das Ergebnis steht als Haus, ausgebildete Schüler oder geheilte Patienten vor Augen. Der Weg dahin führt über konkrete Maßnahmen, die dokumentiert werden müssen, damit alle daran arbeiten können. Nun gibt es ein neues Strukturmodell, das sich unter der Überschrift der »Entbürokratisierung« einer vereinfachten Dokumentation widmet.

- **Wie sieht das Strukturmodell aus?**

Im Folgenden wird das Strukturmodell entlang der Handlungsempfehlungen [2] vorgestellt. Laut Handlungsempfehlungen sieht das Strukturmodell für das Stammblatt (► Abschn. 2.1) folgende Dokumentationen vor:

1. eine strukturierte Informationssammlung (SIS),
2. eine sich daraus ergebende Maßnahmenplanung,
3. einen Bericht über den Pflegeverlauf,
4. eine Evaluation.

Zu 1 Die strukturierte Informationssammlung (SIS) wird als Instrument im Erstgespräch eingesetzt und im Pflegeverlauf aktualisiert. Bei der Informationssammlung geht es einerseits um die Gewohnheiten, Fähigkeiten, Pflege und Hilfebeschreibung aus Sicht des Patienten. Andererseits geht es um eine fachliche Einschätzung der Situation durch die Pflegefachperson. Diese fachliche Einschätzung erfolgt entlang folgender Themenfelder:

- Kognition und Kommunikation,
- Mobilität und Bewegung,
- krankheitsbezogene Anforderungen und Belastungen,
- Selbstversorgung,
- Leben in sozialen Beziehungen,
- Haushaltsführung (ambulante Pflege)/Wohnen oder Häuslichkeit (stationäre Pflege).

Über diese beiden Perspektiven (von Patient und Pflegeperson) soll ein Austausch stattfinden und in vereinbarte Leistungen münden, die in der ambulanten Pflege die ärztlichen Verordnungen und in der stationären Pflege die ärztlichen Anordnungen berücksichtigt. Dieser Aushandlungsprozess wird dokumentiert und durch eine auszufüllende Risikomatrix ergänzt.

Zu 2 Auf der Grundlage der Informationssammlung soll eine Maßnahmenplanung erfolgen, die eine Versorgung über den Tag (einschließlich der nächtlichen Versorgung) sicherstellt. Die Dokumentation dieser Versorgung kann in folgenden Variationen erfolgen:

- Kompakt entlang der Themenfelder,
- ausführlich in zeitlicher Reihenfolge,
- leistungsbezogen ohne Tagesstruktur oder
- als Mix aus kompakt und ausführlich.

Die Dokumentation der Behandlungspflege soll so wie bisher weiter geführt werden.

Im ambulanten Bereich soll die Beratung im Rahmen des Erstgesprächs (SIS) dokumentiert werden. Zur Abrechnung müssen alle erbrachten Leistungen wie bisher abgezeichnet werden. Für die Gestaltung der Maßnahmenplanung werden zwei Muster empfohlen:

- Einerseits eine Strukturierung entlang der o.g. Themenfelder. Diese wird mit den Nummern der Leistungskomplexe kombiniert. Die Dokumentation soll den Anteil der professionellen und der informellen Pflege deutlich machen. Eine Spalte soll für die Evaluation bereitgestellt werden.
- Andererseits sind mehr oder weniger ausführliche Beschreibungen des Ablaufs der einzelnen Einsätze möglich.

Im ambulanten und stationären Bereich sind Ergänzungsblätter/Zusatzbögen möglich, die über spezifische Interventionen Auskunft geben (z. B. Interventionen zum Risikomanagement) und die im QM-Handbuch hinterlegt sein sollen.

Zu 3 Im Berichteblatt (Verlaufsdokumentation) sollen nur die Abweichungen von den in der Maßnahmenplanung

beschriebenen Pflege- und Betreuungshandlungen aufgeschrieben werden. In der stationären Pflege brauchen
grundpflegerische Routinehandlungen nicht mehr abgezeichnet zu werden, wenn sie im Rahmen des Strukturmodells erfolgen.

Zu 4   Eine Evaluation soll in fachlich angemessenen Abstän-
den erfolgen, d. h., nach festgesetzten Daten (routinemäßig
mit dem Fokus auf Abweichungen im Pflegebericht), kurzfristig im Rahmen des Risikomanagements oder als befriste-
te Beobachtung von pflegesensitiven Risiken und Phänome-
nen unklarer Ausgangslagen. Dies geschieht parallel zu den
routinemäßigen Überprüfungen im Rahmen der betriebli-
chen QM-Maßnahmen.

Soweit der Überblick entlang der Handlungsempfehlungen.
Einen anderen Weg zur Vereinfachung der Pflegedokumentation haben die Kolleginnen und Kollegen in Norwegen mit
ihrem digitalen Katalog von Pflegemaßnahmen beschritten.
In diesem elektronischen Katalog Practical Procedures in
Nursing (PPN; ▶ Abschn. 3.9) werden täglich immer wieder
durchgeführte Pflegemaßnahmen aufgelistet, beschrieben
und in Filmen oder mit Hilfe von Grafiken erklärt. Im ganzen Land in allen Einrichtungen können Pflegepersonen
darauf zugreifen, egal, ob sie eine Frage während der Arbeit,
in der Weiterbildung oder in der Ausbildung haben. Dieser
über Jahrzehnte weiter entwickelte und immer aktuelle
Katalog schafft Sicherheit, erhöht die Pflegequalität und
macht die Versorgung besser. Natürlich ist er auch eine
große Erleichterung für die Dokumentation. Mehr dazu im
folgenden Abschnitt (▶ Abschn. 3.9).

Praxistipp

- Die kompletten Handlungsempfehlungen gibt es frei verfügbar im Internet [2]: https://www.ein-step.de/fileadmin/content/documents/HA-Strukturmodell-09032015-EBfin_Hinweis_20161024.pdf
- Eine kritische Auseinandersetzung mit dem Strukturmodell finden Sie unter [1]: http://pflege-professionell.at/539-2
- Informationen über den elektronischen Katalog Practical Procedures in Nursing (PPN) finden Sie unter [12]: www.ppninfo.com

---

■ Welche Voraussetzungen benötigt ein professionelles Dokumentieren?

In diesem Buch wurde schon an vielen Stellen darauf verwiesen, dass gutes Dokumentieren Teil des professionellen Pflegehandelns ist. Dazu sind aber auch einige Voraussetzungen notwendig. So müssen ausreichend Pflegefachpersonen eingesetzt sein, dass überhaupt noch Zeit für eine Dokumentation bleibt, die den Pflegeprozess abbildet. Das genutzte Dokumentationssystem sollte den Anforderungen der Einrichtung entsprechen (z. B. sind bei Langzeitpflege biografische Daten von größerer Bedeutung als bei einer Kurzzeitpflege). Vorhandenes Pflegewissen sollte im Dokumentationssystem eingespeist sein, damit es schnell abgerufen werden kann, um das eigene praktische Handeln zu stützen und das Dokumentieren zu erleichtern. Alle Mitarbeitenden sollten praktisch im Umgang mit dem System geschult sein, damit eine verlässliche Erhebung wichtiger Daten gewährleistet ist. Das Dokumentationssystem sollte regelmäßig im Rahmen des QM gepflegt werden.

Um einschätzen zu können, ob das genutzte Dokumentationssystem gut ist oder ob ein anderes System besser ist, sollten wir uns noch einmal fragen, was eine Pflegedokumentation ist und was sie leisten muss.

> **Eine Pflegedokumentation**
> - ist ein Instrument der professionellen Pflege,
> - macht den Pflegeprozess nachvollziehbar für unterschiedliche Fachpersonen, andere Berufsgruppen und für die Pflegebedürftigen,
> - begründet Pflegemaßnahmen fachlich und macht sie abrechenbar,
> - entspricht den Ansprüchen der Einrichtung und ihrer Nutzer und bildet deren Arbeit möglichst genau ab und
> - nutzt Standards, Skalen, Lexika etc., um verlässliche Aussagen zu machen.

- **Pflegedokumentationen müssen verlässlich und gültig sein**

Damit eine Pflegeplanung hilfreich ist, muss sie verlässlich und gültig sein. Was heißt das? Verlässlich (valide) ist ein Dokumentationssystem, wenn unterschiedliche Personen, die mit dem einen System arbeiten, zu gleichen Ergebnissen kommen. Gültig (reliabel) ist ein Dokumentationssystem, wenn es genau das abbildet, was die Nutzer planen und leisten (◘ Abb. 3.5).

3.9   Ein digitaler Katalog von Pflegemaßnahmen (PPN)

360 Pflegemaßnahmen, die präzise beschrieben und durch Abbildungen, Fotografien oder kleine Filme dargestellt werden, umfasst der elektronische Katalog Practical Procedures in Nursing (PPN), der von Pflegefachleuten aus Norwegen und später auch aus Dänemark in rund 15 Jahren fortlaufend erstellt wurde.

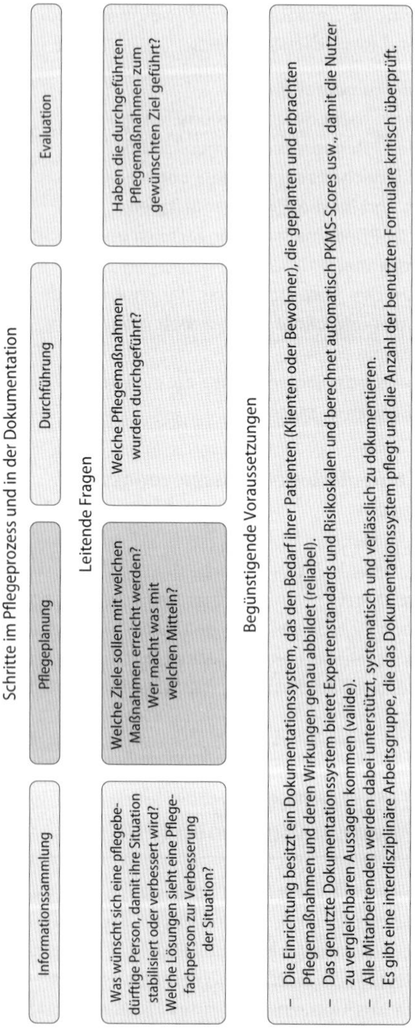

Schritte im Pflegeprozess und in der Dokumentation

Informationssammlung	Pflegeplanung	Durchführung	Evaluation

Leitende Fragen

Was wünscht sich eine pflegebe-dürftige Person, das ihre Situation stabilisiert oder verbessert wird? Welche Lösungen sieht eine Pflege-fachperson zur Verbesserung der Situation?	Welche Ziele sollen mit welchen Maßnahmen erreicht werden? Wer macht was mit welchen Mitteln?	Welche Pflegemaßnahmen wurden durchgeführt?	Haben die durchgeführten Pflegemaßnahmen zum gewünschten Ziel geführt?

Begünstigende Voraussetzungen

- Die Einrichtung besitzt ein Dokumentationssystem, das den Bedarf ihrer Patienten (Klienten oder Bewohner), die geplanten und erbrachten Pflegemaßnahmen und deren Wirkungen genau abbildet (reliabel).
- Das genutzte Dokumentationssystem bietet Expertenstandards und Risikoskalen und berechnet automatisch PKMS-Scores usw., damit die Nutzer zu vergleichbaren Aussagen kommen (valide).
- Alle Mitarbeitenden werden dabei unterstützt, systematisch und verlässlich zu dokumentieren.
- Es gibt eine interdisziplinäre Arbeitsgruppe, die das Dokumentationssystem pflegt und die Anzahl der benutzten Formulare kritisch überprüft.

◘ Abb. 3.5 Anforderungen an eine Dokumentation

In Norwegen führte eine Gesetzesänderung 2000/2001 dazu, dass höhere Anforderungen an die Qualität und Organisation von Gesundheitsdienstleitungen gestellt wurden. Daraufhin betraute die norwegische Regierung 2001 ein großes Krankenhaus und eine Hochschule mit der Entwicklung eines Katalogs der häufigsten Pflegemaßnahmen. Der 2003 vorgelegte Katalog wurde durch die Arbeit der Gesundheitsverwaltungen zweier norwegischer Gemeinden und einem Seniorenheim ergänzt, sodass 2005 ein erster, umfangreicher, getesteter und auf den nationalen Standards beruhender Katalog vorgelegt werden konnte, der in den unterschiedlichen Bereichen der pflegerischen Versorgung einsetzbar war. Seitdem wird dieser Katalog von einem festen Herausgeberteam von Pflegefachpersonen sowie unterstützenden und beratenden Fachleuten systematisch gepflegt und ergänzt. Alle Pflegemaßnahmen sind immer auf dem neusten wissenschaftlichen und gesetzlichen Stand und – wenn möglich – evidenzbasiert [7]. Dieser lebendige Katalog bietet eine ideale Grundlage für die tägliche Pflegepraxis sowie für die pflegerische Aus-, Fort- und Weiterbildung in Norwegen und mittlerweile auch in Dänemark.

Die Pflegemaßnahmen folgen einem einheitlichen Aufbau:

- Indikation,
- Pflegeziele,
- rechtliche und ethische Grundlagen,
- Hygiene,
- Information,
- Equipment,
- Durchführung,
- Beobachtung,
- Nachsorge.

Die Pflegemaßnahmen können als Beschreibungen, Zusammenfassungen, mit oder ohne Illustrationen sowie mit dem

Fokus auf einen spezifischen Aspekt angesehen werden. Die unterschiedlichen Darstellungsweisen ermöglichen ein erstes Erlernen, eine Wissensauffrischung oder eine Verdeutlichung der Inhalte und Abläufe, je nachdem, wer gerade den Katalog nutzt. Nicht zuletzt führen Links zu weiterführenden Artikeln, dazugehörigen Wissenstests usw.

Der Katalog umfasst aber nicht nur Pflegemaßnahmen, sondern bietet weitere Grundlagen rund um die pflegerische Versorgung. Hier die Hauptinhalte des PPN im Überblick:

- Pflegemaßnahmen,
- Fachartikel,
- fachwissenschaftliche Tests,
- Hinweise zur Medikamentengabe und Medikationsberechnung,
- ethische und rechtliche Grundlagen,
- Infektionsvermeidung.

Es sind unterschiedliche Strukturen zur Ordnung dieser Inhalte denkbar. Der Katalog PPN hat das in den vielen Jahren durch Praxis und Forschung zusammengetragene Wissen entlang der Grundbedürfnisse und Funktionsbereichen strukturiert:

- Atmung,
- Aktivität/Ruhe,
- Ausscheidung,
- Blutkreislauf,
- Ernährung,
- erste Hilfe,
- Hautpflege,
- Hygiene,
- Medikamentengabe,
- Schmerzmanagement,
- Versorgung Verstorbener.

Praxistipp

Bilden Sie sich einen eigenen Eindruck vom Nutzen eines solchen Katalogs und sehen Sie sich eine PPN-Kurzpräsentation auf youtube: www.youtube.com/watch?v=7Cv1uolZMKo [13] an oder lesen Sie die PPN-Webseite: www.ppninfo.com [12].

Die PPN-Webseite zitiert Rückmeldungen von unterschiedlichen Nutzergruppen der akuten, stationären, langzeitlichen, häuslichen und Gemeindepflege sowie von Auszubildenden und Studierenden der Pflege.

Die zufriedenen Nutzerinnen und Nutzer von PPN führen u. a. auf, dass PPN leicht und mit einem Knopfdruck

- bei Unsicherheiten in der täglichen Praxis hilft,
- die Pflegequalität erhöht und die Patientensicherheit unterstützt,
- gut mit Versorgungsplänen vereinbar ist,
- davon befreit, Pflegemaßnahmen selbst zu entwickeln,
- das Lernen und Studieren unterstützt,
- eine ideale Basis für In-house-Schulungen abgibt

und nicht zuletzt

- das Dokumentieren erleichtert.

Aus diesem Grund ist PPN an dieser Stelle aufgeführt. Deutlich wird aber sicher, dass ein solcher elektronischer Katalog, der durch eine Fachgemeinschaft getragen und ständig überarbeitet wird, mehr kann, als nur die Dokumentation zu erleichtern.

Wer speziell etwas über die Altenpflegedokumentation im internationalen Vergleich lesen möchte, sei auf die Dissertation von C. Heislbetz verwiesen [6].

Fazit

Eine professionelle Haltung einnehmen und beibehalten, heißt:

- sich die Perspektive der Patienten, Klienten, Bewohner zu eigen machen und Eigenarten zu akzeptieren,
- Informationen, wenn eben möglich, direkt von den Betroffenen erfragen,
- auf Lösungen orientieren und nicht auf Probleme,
- Erfahrungen und Lösungsvorschläge der Betroffenen nutzen,
- Inhalt und Form der Dokumentation im Team verbindlich nehmen und
- mit Standards und guten (d. h. gültigen und verlässlichen) Dokumentationssystemen arbeiten.

Literatur

1. Bartholomeyczik S (2015) Entbürokratisierte der Pflege: Ein Vereinfachungsprojekt aus dem deutschen Bundesgesundheitsministerium. Pflege Professionell. Das open source Fachmagazin für den Gesundheitsbereich, S. 19–24. www.pflege-fortbildung.at/datei/ausgabe03032016.pdf (Zugriff: 06.12.2016)
2. Beikirch E, Breloer-Simon G, Rink F, Roes M (2014) Projekt »Praktische Anwendung des Strukturmodells – Effizienzsteigerung der Pflegedokumentation in der ambulanten und stationären Langzeitpflege«. Abschlussbericht. Berlin: Bundesministerium für Gesundheit
3. De Shazer S, Berg IK (2008) Kurzzeittherapie – Von Problemen zu Lösungen. DVD mit Vorträgen. Suthala
4. DNQP – Deutschen Netzwerk für Qualitätsentwicklung in der Pflege (2016) www.dnqp.de/de/expertenstandards-und-auditinstrumente/#c28967 (Zugriff: 09.12.2016)
5. Engel G (1977) The need for a new medical model: a challenge for biomedicine. Science 196: 129–136
6. Heislbetz C (2009) Die Dokumentation in der Altenpflege. Ihr Zusammenwirken mit der Pflege- und Managementqualität sowie der Lebensqualität der Pflegebedürftigen. Dissertation an der Otto-Friedrich-Universität Bamberg, Fakultät für Sozial- und Wirtschaftswissenschaften

7. Huebner U (2010) Mehrwert für die Versorgung von Patienten. Dtsch Arztebl 107: 134–136
8. Juchli L (1991) Krankenpflege. Thieme, Stuttgart
9. Kollak I, Schmidt S (2015) Fallübungen Care und Case Management. Springer, Berlin Heidelberg
10. Krohwinkel M (2013) Fördernde Prozesspflege mit integrierten ABEDLs. Forschung, Theorie und Praxis. Huber, Bern
11. Maslow AH (1977) Motivation und Persönlichkeit. Walter, Olten
12. PPN – Pracical Procedures in Nursing (2016) www.ppninfo.com (Zugriff: 02.12.2016)
13. PPN on youtube (2016). www.youtube.com/watch?v=7Cv1uolZMKo (Zugriff: 02.12.2016)

Realitycheck – Stärken und Schwächen erkennen

I. Kollak, *Schreib's auf! – Besser dokumentieren in Gesundheitsberufen (Top im Gesundheitsjob)*,
DOI 10.1007/978-3-662-53565-3_4
© Springer-Verlag GmbH Deutschland 2017

Wie ist der Stand der Dinge in Sachen Dokumentation bei Ihnen, im Team, in Ihrer Einrichtung. Wer das wissen möchte, kann mit Unterstützung dieses Kapitels die eigenen Fähigkeiten und die des Teams sowie die Bedingungen der Einrichtung/Organisation untersuchen. Je nachdem, ob individuelle, teambezogene oder strukturelle Stärken und Schwächen angesprochen werden, betreffen Veränderungen einzelne oder viele Personen.

Um Problemursachen und Lösungsmöglichkeiten geht es bei folgender Übung. Hier werden typische Situationen aus dem Arbeitsalltag beschrieben. Überlegen Sie, welche Probleme für die einzelnen Beteiligten und die Organisation entstehen könnten und welche Lösungen Sie vorschlagen würden.

Übung 8, 9 und 10

Wer möchte was und warum? – Ein Pflegedienst möchte der gesetzlichen Verpflichtung zur Mitarbeiterschulung nicht nur einfach nachkommen, sondern möchte gerne nutzerfreundliche Angebote machen. Darum erkundigt sich die Pflegedienstleitung während der Übergabe bei ihren Kolleginnen und Kollegen nach interessanten Schulungsthemen. (Lösung: ▶ Abschn. 9.8)

Wer benötigt Informationen? – Eine Kilinik hat einen Rückmeldebogen entwickelt, auf dem sie sich Informationen zur Zufriedenheit nach der Entlassung von den nachbehandelnden Einrichtungen erwünscht. Als Adressat für die Rückmeldung setzt die Klinik die Aufnahmeabteilung ein und gibt deren Faxnummer an, wo die Rückmeldungen gesammelt werden sollen. (Lösung: ▶ Abschn. 9.9)

Welche Bedürfnisse gibt es? – Eine Altenresidenz hat die Betreuung einer Praktikantin übernommen, die für 3 Monate ihres Pflegemanagementstudiums in die Arbeit der Residenzlitung schnuppern möchte. Die Pflegedienstleitung schlägt ihr vor, eine Woche in der Ergotherapie mitzuarbeiten. Dort kann sie erst einmal alle Bewohnerinnen und Bewohner kennenlernen. Die Leiterin der Ergotherapie fährt in der nächsten Woche zur Fortbildung, hat aber heute extra Zeit eingeplant, um ihr alles Wichtige zu zeigen. (Lösung: ▶ Abschn. 9.10)

4.1   Ich, mein Team, unsere Einrichtung

Sehen Sie sich zuerst die unterschiedlichen Ebenen des Dokumentierens an.

Dokumentationsbenen
- Pflegeperson und das persönliche und sorgfältige Dokumentieren
- Team und der gemeinsame und verbindlichen Umgang mit den Formularen
- Organisation und die vorhandenen und zu entwickelnden Strukturen und Abläufe

---

Zwischen diesen Ebenen gibt es fließende Übergänge: So kann z. B. die Verbindlichkeit im Team durch die Organisation begünstigt werden oder das Team kann einzelne Kollegen beim Dokumentieren unterstützen. Dennoch macht diese Unterscheidung in drei Ebenen Sinn, um festzustellen, wo Probleme sind und wer an deren Beseitigung zu beteiligen ist.

Beginnen Sie mit der Einschätzung Ihrer eigenen Arbeit. In der Pflege besteht oftmals die Ansicht, dass gutes Arbeiten nichts mit gutem Dokumentieren zu tun hat. Ob diese Ansicht stimmt und ob sie hilfreich ist, dazu können Sie Ihre Gedanken und Argumente mit Hilfe der folgenden Übung sammeln.

Übung 11

Meine Arbeit – meine Dokumentation – Überlegen Sie, ob Ihre Arbeit besser, schlechter oder genau so gut wie Ihre Dokumentation ist. Notieren und begründen Sie Ihre Antwort. (Lösung: ▶ Abschn. 9.11)

4.2   Stärken- und Schwächen-Profil

Nachdem Sie sich Gedanken zur Qualität Ihrer praktischen Arbeit im Verhältnis zu Ihrem Dokumentieren gemacht haben, geht es nun darum, den Fokus zu erweitern und zu fragen: Wo stehe Ich, mein Team und unsere Einrichtung, wenn es ums Dokumentieren geht?

Übung 12

Schreiben Sie auf, welche **Stärken und Schwächen** Sie beim Dokumentieren wahrnehmen. Unterscheiden Sie immer zwischen persönlichem Stil, dem Umgang mit der Dokumentation im Team und den Absprachen in Ihrer Organisation, wenn es die Themen zulassen. Bei der **Selbstreflexion** ist es sinnvoll, sich mit Hilfe von Beispielen das eigene gelungene und weniger gelungene Arbeiten mit der Dokumentation deutlich zu machen. Wenn Sie über ihr **Arbeitsteam** nachdenken, überlegen Sie, ob es eine Person darin gibt, die besonders gut und gerne dokumentiert und was die Qualität und den lockeren Umgang kennzeichnen. Auf der Ebene der **Organisation** sollten Sie sich verdeutlichen, ob die Formulare sinnvoll sind und ob die Verbindlichkeit und der Umgang damit klar sind. Folgende Tabelle kann Ihnen bei der Erstellung eines Stärken- und Schwächen-Profils helfen: ◻ Tab. 4.1. (Lösung: ▶ Abschn. 9.12)

Die Themen des Stärken- und Schwächen-Profils spricht Ressourcen und Potenziale an, die in Ihnen stecken oder die Sie im Team oder in der Organisation ansprechen können. Wenn Sie wissen, wo Probleme auftreten und wer zu deren Beseitigung beitragen kann, dann haben Sie eine klarere

■ **Tab. 4.1** Stärken-Schwächen-Profil

Themen	Stärken Persönlich – im Team – in der Organisation	Schwächen Persönlich – im Team – in der Organisation
Beispiel: Umgang mit den vielen Formularen	*Ich* nutze alle Formulare ——————— *Im Team* haben wir die Formulare und deren Nutzung besprochen ——————— *In unserer Einrichtung* wurden im vergangenen Jahr vier Formulare aussortiert, die nicht nützlich waren	*Ich* schreibe oft auf Zetteln, übertrage später und habe schon Zettel erst am Dienstschluss im Kittel gefunden ——————— *Im Team* gibt es eine Person, die immer den PC blockiert ——————— *In unserer Einrichtung* sollten weitere PC angeschafft werden
Zeiteinteilung für die Dokumentation		
Umgang mit falschen Eintragungen		
Gedanken und Handlungen in Worte fassen		
Vorgegebene Texte und Platz für freie Texte in der Dokumentation		

◘ Tab. 4.1 (Fortsetzung)

Themen	Stärken Persönlich – im Team – in der Organisation	Schwächen Persönlich – im Team – in der Organisation
Aufgabenteilung und Dokumentation		
Mit Dokumenten die Arbeit planen und evaluieren		
Unterschied zwischen Beobachtung und Bewertung		
Arbeitsschritte werden durch die Formulare sichtbar		
Information, Beratung, Gespräch und deren Dokumentation		
Bewertung der Arbeit mit der Dokumentation		
Situationen beobachten und niederschreiben		
Eindeutig und verständlich dokumentieren		

Vorstellung, was in Ihrer eigenen Macht steht und wo sie Unterstützung benötigen.

4.3 Theorie und Praxis

Eine weniger gelungene Dokumentation wird häufig mit dem Unterschied zwischen Theorie und Praxis begründet: Dokumentationen sind theoretisch gut, aber praktisch nicht handhabbar. Wenn etwas vom Gedanken her gut ist, dann ist es auch praktisch gut. Probleme sind dann eher beim Verständnis und bei der praktischen Umsetzung zu suchen.

>> Nichts ist so praktisch, wie eine gute Theorie. (Kurt Lewin)

Ein in diesem Zusammenhang bekanntes und immer wieder diskutiertes Problem sind die Unterbrechungen der pflegerischen Arbeitsabläufe. Ein Stück weit liegt das in der Natur der Pflege, die in Interaktion geschieht. Sobald ein Arbeitsablauf die Kooperation und Kommunikation mehrere Menschen benötigt, sind Abstimmungen notwendig und es kommt zu Störungen. Es wäre aber eine Überlegung wert, wer oder was die Unterbrechungen auslöst.

Praxistipp

Überlegen Sie selbst, wie oft Sie in Ihrer täglichen Arbeitszeit unterbrochen werden und wer Ihre Arbeitsabläufe unterbricht: Sind es die Patienten, die Kollegen und Vorgesetzte, die Anrufe auf dem Stationstelefon und auf dem Handy oder das vergessene Material, das Sie wieder umkehren lässt. Wenn Sie sich oder Ihr Team eine Weile beobachten, bemerken Sie, welche Unterbrechungen notwendig sind und welche sich vermeiden lassen (◘ Abb. 4.1).

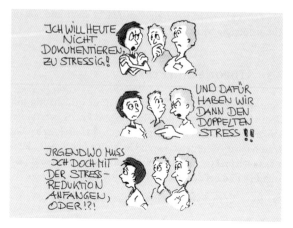

Abb. 4.1 Ich will heute nicht dokumentieren. Zu stressig! Und dafür haben wir dann den doppelten Stress!! Irgendwo muss ich doch mit der Stressreduktion anfangen oder!?!

Die Ursache der häufigsten Störungen zu kennen, bedeutet den ersten Schritt, um für sich und für die Gruppe für mehr Ruhe und Kontinuität in der Arbeit zu sorgen. Wie Sie die Beobachtungen der Arbeitsabläufe beobachten können, erfahren Sie im letzten Kapitel, das Ihnen den Umgang mit Tagebuch und Arbeitsjournal erklärt (▶ Kap. 7).

Es gibt sehr unterschiedliche Gründe für die Arbeitsunterbrechungen. Manche können Sie selbst direkt beeinflussen, andere Störungen können durch eine bessere Organisation der Arbeitsabläufe verbessert werden. Dazu lohnt es sich darüber nachzudenken, wie sich eine pflegerische Arbeit von der Planung über die Durchführung bis zur Dokumentation realisieren lässt und ob es in der Praxis Beispiele für ein gutes Zusammenspiel von Arbeiten und Dokumentieren gibt.

4.4   Kennzeichen guten Dokumentierens

Die Pflege hat in ihren unterschiedlichen Arbeitsbereichen besondere Stärken herausgebildet, die sich alle nutzbar machen können.

Eine junge Pflegefachperson auf einer Kinderstation kennt wahrscheinlich nur noch aus Erzählungen, wie Eltern durch Glasscheiben auf ihre Kinder blickten, die heulend im Bett saßen und Heimweh hatten. Wer heute in Sachen Umgang mit Angehörigen überdurchschnittlich gute Arbeit sehen möchte, bekommt dazu auf Kinderstationen die beste Gelegenheit. Diese Stationen sind längst Eltern- oder wahrscheinlich mehrheitlich Mutter-Kind-Stationen geworden. Ebenso haben auf Neugeborenenstationen »Rooming-In« und andere Versorgungsformen die früher generelle und strikte Trennung von Mutter und Kind ersetzt. Diese neuen Formen der Pflege und Behandlung haben den Aufenthalt für die Betroffenen angenehmer gemacht, leichter ist die Pflege aber dadurch sicher nicht geworden. Mütter können sehr ängstlich und Eltern übermäßig besorgt sein, Kinder können im Verhältnis zu anderen Kindern weniger gut durch ihre Eltern betreut werden usw. Doch von den Veränderungen und der sich dadurch veränderten Pflege können alle lernen.

In Bezug auf die Dokumentation lässt sich wahrscheinlich von vielen Intensivstationen lernen. Hier wird sehr häufig die Pflege geplant, gut dokumentiert und evaluiert. Um die Gründe dafür zu verstehen, sehen wir uns zunächst die typischen Eigenschaften dieser Stationen an. Wir finden: einen höheren Anteil notfallmäßiger Versorgung, ein spezialisiertes pflegerische Wissen, einen hohen Betreuungsbedarf der Patienten, aber auch einen besseren Personalschlüssel, kurze Wege zwischen Patient und Dokumentation, hohe Professionalität des Personals, aussagekräftige Daten und entsprechende Formulare, enge Zusammenarbeit unterschiedlicher Professionen, eingeschränkte Kommunikation mit Patienten und Angehörigen.

Die auf Intensivstationen eingesetzte Dokumentationshardware und -software ist sehr weit entwickelt. Nicht nur die Vitalzeichen werden kontinuierlich gelesen und dokumentiert, sondern medizinische und betriebswirtschaftliche Daten können verknüpft werden. Die Konsequenzen daraus können an diese Stelle nicht diskutiert werden.

Wer mehr über die Konsequenzen der Verknüpfung von medizinischen und betriebswirtschaftlichen Daten lesen möchte, dem sei der Artikel »Neue betriebswirtschaftliche Steuerungsformen im Krankenhaus« [1] empfohlen.

Fragen wir im nächsten Schritt, welche der soeben aufgezählten Kennzeichen das Dokumentieren begünstigen oder eher behindern (◘ Tab. 4.2).

Diese Übersicht veranschaulicht bereits, auf welchen Ebenen die begünstigenden und behindernden Faktoren angesiedelt sind.

Begünstigende Faktoren sind:
— Gut ausgebildete Pflegekräfte,
— ein guter Patienten-Pflege-Schlüssel,
— enge Kooperation zwischen den Professionen,
— eine definierte Fachsprache und
— ein überschaubares Arbeitsterrain.

Behindernde Faktoren sind:
— Unterbrechung von Arbeitsabläufen durch Notfälle,
— hoher Betreuungsbedarf mit entsprechendem Dokumentationsaufkommen,
— eingeschränkte Einbindung der Patienten und deren Angehörige.

Daraus lassen sich folgende Überlegungen ableiten, um die Dokumentation für alle Pflegesituationen verbessern zu können:

Begünstigende Faktoren der Dokumentation auf einer Intensivstation	Behindernde Faktoren der Dokumentation auf einer Intensivstation
☐ Tab. 4.2 Dokumentation auf einer Intensivstation	
	Hoher Anteil der Notfallversorgung
Spezialisiertes pflegerisches Wissen	
Ein oft besserer Patienten-Pflege-Schlüssel	Hoher Betreuungsbedarf der Patienten
Kurze Wege zwischen Patient und Dokumentation	
Aussagekräftige Daten und entsprechende Formulare	
Enge Zusammenarbeit unterschiedlicher Professionen	
	Eingeschränkte Kommunikation mit Patienten und Angehörigen

Verbesserungsvorschläge im Überblick

- Die Mitglieder eines Teams sind im Dokumentieren geschult, sie werden immer wiederkehrend über aktuelle Veränderungen informiert.
- Die Dokumentation ist interdisziplinär und nimmt die Daten und Leistungen aller im Versorgungsprozess beteiligten Berufsgruppen auf.
- Die Dokumentation ist so konkret wie nur möglich formuliert, um die spezifischen Leistungen der Station oder des Pflegedienstes deutlich zu machen.

- Die Versorgung ist eine Bezugspflege, Zuständigkeiten werden nach lokalen (auf der Station, im Haus oder im Stadtteil) oder fachlichen Gesichtspunkten (Patienten mit gleichem Krankheitsbild) vergeben.
- Die Patienten und deren Angehörige werden bei der Pflegedokumentation einbezogen, das erleichtert die Versorgung, weil sie die Perspektive des Betroffenen einnimmt, aber auch die Verantwortung aufteilt.
- Die Dokumentation ist auf eine erforderliche Datendichte abgestimmt, damit eine schnelle und umfassende Dokumentation möglich ist.

4.5   Planung und Erfolg

Es gibt die Ansicht, dass 50% des eigenen Glücks planbar sind. Das ist eine gewagte These. Doch eine gute Pflege lässt sich definieren und eher planmäßig als zufällig herstellen. Das ist zu mehr als zu 50% gewiss. Ein geplantes Arbeiten ist Teil eines professionellen Pflegeverständnisses und erleichtert das praktische Tun. Die Gefahr, ohne Planung folgenreiche Fehler zu begehen, ist unterschiedlich groß: Ein Fehler im Notfall zeigt sich sofort. Aber die Wartezeit eines Patienten, der »in Hut und Mantel« mit seinen Angehörigen auf den Arztbrief wartet, um nach Hause gehen zu können, ist auch ein Planungsfehler. Leidtragende sind Patienten und Angehörige, die den Fehler ausbaden. Pflegefehler oder Lücken bei der Medikamenteneinnahme, die auftreten, weil Patienten ohne Pflegebericht entlassen werden, können als weitere Beispiele für Planungsfehler genannt werden.

In der Patientenversorgung geht es zu allermeist um Standardsituationen und nicht um Notfälle. Das macht das Planen möglich und erleichtert gleichzeitig das Handeln.

Eine übersichtliche Anzahl von Formularen, die für alle verbindlich sind und in immer gleicher Weise eingesetzt werden, erleichtert allen das Arbeiten. Arbeitsabläufe, die immer wiederkehren, weiter zu verstetigen und deren Dokumentation so weit wie möglich schon vorzugeben, erspart das wiederkehrende Notieren. Insofern funktionieren elektronische Dokumentationsprogramme beim täglichen Notieren wie ein Schreibcoach. Sie leiten Schritt für Schritt vom Stammblatt bis zum Evaluationsbogen durch die Dokumentation.

Übung 13

Dokumentationsflut oder Dokumentationsrinnsal –
Wie hoch schätzen Sie den Anteil des Dokumentierens an Ihrer täglichen Arbeit ein? Denken Sie, dass Sie über oder unter dem Durchschnitt Ihres Teams Ihrer Einrichtung liegen? Wie begründen Sie Ihre Schätzung und Bewertung. (Lösung: ▶ Abschn. 9.13)

■   **Fertige Pfade und Formulierungen**

Die meisten Einrichtungen benutzen heute eine Kombination aus elektronischer Pflegedokumentation und selbst entworfenen Formularen. Das ist wenig übersichtlich und erfordert viel Schreibarbeit oder zumindest lange Dateneingaben. Komfortabler sind elektronische Dokumentationssysteme, die alle Formulare umfassen. Solche elektronischen Programme leiten die dokumentierende Person über festgelegte Versorgungs- und Dokumentationspfade und schlagen Formulierungen für die Protokolle vor. Das ist eine Erleichterung, ist aber vielleicht in der Anschaffung und Wartung für einige Unternehmen und Einrichtungen zu teuer.

Bei einem geringeren Budget müssen die Standardabläufe der häufigsten Arbeiten einmal ausformuliert und hinterlegt werden. Das ist im ersten Schritt mehr Arbeit, als ein fertiges Programm zu kaufen. Auf Dauer ist es aber sehr viel weniger Arbeit, als die sich wiederholenden Tätigkeiten immer wieder zu formulieren. Wer Standardformulierungen abrufen kann, dem bleiben mehr Zeit und Raum, um auf spezifische Anforderungen und Abweichungen vom regulären Vorgehen aufmerksam zu werden und diese zu dokumentieren.

Fazit

- Die Qualität guter Dokumentation wird auf drei Ebenen hergestellt: Pflegeperson, Team und Organisation.
- Stärken- und Schwächen-Profile geben Auskunft über individuelle, im Team vorhandene und organisatorische Potenziale.
- Lernen vom Erfolg heißt, von guten Kolleginnen und Kollegen, Teams und Abteilungen lernen.

Literatur

1.   Manzei A (2009) Neue betriebswirtschaftliche Steuerungsformen im Krankenhaus. Wie durch die Digitalisierung der Medizin ökonomische Sachzwänge in der Pflegepraxis entstehen. Pflege und Gesellschaft Schwerpunkt: Pflegequalität – Bürgerrecht – Kundenmacht 1: 38–53

Sprache und Dokumentation – beschreiben, bewerten, unterscheiden

I. Kollak, *Schreib's auf! – Besser dokumentieren in Gesundheitsberufen (Top im Gesundheitsjob)*,
DOI 10.1007/978-3-662-53565-3_5
© Springer-Verlag GmbH Deutschland 2017

Ob Pflege als gut eingeschätzt wird, hängt davon ab, wie sie sich in der Pflegedokumentation darstellt, denn die wird überprüft, nicht die Pflege selbst. Wie der Bedarf von Pflege schriftlich begründet wird, wie Pflegetätigkeiten beschrieben werden und nicht zuletzt wie Pflegeergebnisse dargestellt werden, entscheidet über die Einschätzung der Qualität. Der MDK prüft die Dokumentation und nicht die Pflege. Darum widmet sich dieses Kapitel der Sprache.

5.1 Die Welt der Wörter

Ob wir Situationen darstellen oder Probleme besprechen, ob wir Fragen stellen oder Gefühle äußern, wir tun dies mit Hilfe der gesprochenen oder geschriebenen Sprache. Dieser wesentliche Umstand wird leicht übersehen, macht aber den ganzen Unterschied: Niemand verwechselt ein Essen mit einem Rezept, aber wer denkt daran, dass die Dokumentation zum Patienten im gleichen Verhältnis steht? Wer denkt,

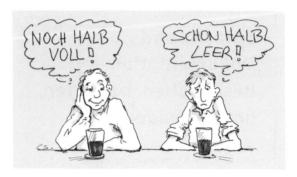

🔲 **Abb. 5.1** Schon halb leer, noch halb voll

in der Dokumentation das Abbild seiner Arbeit zu finden, der kann sich entäuscht sehen.

■ **Realität und Sprache**

Wenn Sprache die Realität bloß abbilden würde, hätten die beiden Personen auf der vorangegangenen Zeichnung keine unterschiedlichen Gedanken. Denn beide Gläser sind gleich voll (🔲 Abb. 5.1)

⟩ **Die beiden unterschiedlichen Aussagen zu den gleich vollen Gläsern haben nichts damit zu tun, dass**
   – **die eine Person die Wahrheit sagt, die andere lügt,**
   – **die eine objektiv ist, die andere subjektiv,**
   – **die eine die Realität erkennt und die andere nicht.**

Nein, das kleine Beispiel zeigt lediglich, dass Sprache eine konstituierende, d. h. formende Funktion hat. Sie formt unsere Erfahrung von Wirklichkeit. Stellen wir uns zwei Personen vor, die in eine Dokumentation schreiben, so kann die eine begeistert sein über ihre Planung und deren Ergebnisse und die andere völlig entnervt ihre Kreuze und Kürzel machen. Am Ende haben beide eine Tabelle ausgefüllt, Tätigkeiten abgehakt und unterschrieben. Das ist kein Plädoyer fürs Schönreden, sondern eine Problembeschreibung.

Je nach meiner Beschreibung der Situation, ziehe ich unterschiedliche Schlüsse und schließe unterschiedliche Handlungen an. Und da wir in Gruppen arbeiten und mit Patienten kommunizieren, erleben wir mit anderen Menschen eine gemeinsame Wirklichkeit oder unterschiedliche Wirklichkeiten: der neben mir sieht sein Glas als halb leer an, Jammerlappen, der neben mir sieht sein Glas als halb voll an, Schönredner.

Das Beispiel von den zwei Menschen mit den zwei Gläsern zeigt auch, dass Sprache Dinge vereinfacht und Gedanken in eine Form zwingt (z. B. durch den Wortschatz, durch Formulierungen, die wir uns merken oder die Regeln der Grammatik). Beide Personen scheinen in der gleichen Situation ganz ungleich zu fühlen: die eine Person lächelt zufrieden, die andere ist besorgt. Vielleicht ist die lächelnde Person aber eher ängstlich und versucht sich Mut zu machen: Kopf hoch, noch halb voll! Die besorgt schauende Person ist vielleicht eher leichtlebig und sorgt sich über den lockeren Umgang mit dem Geld und denkt nicht nur ans Glas, sondern auch ans Portemonnaie: Bald bin ich Pleite und das Glas schon halb leer! Beide haben diese und noch mehr Wörter im Kopf herumschwirren, die sie miteinander verknüpfen und einem Satz zusammenfassen: »*Das Glas ist halb voll/leer.*«

5.2 Erklären und Zuammenhänge schaffen

Wörter schaffen nicht nur Wirklichkeit, sondern sie schaffen auch Zusammenhänge und erklären Ursachen und Wirkungen: »Die Kreide quietscht an der Tafel.« »Die Krankenschwester kümmert sich nicht genug um ihre Patienten.«

»Die schroffe Antwort des Arztes verschlägt den Angehörigen die Sprache.«

Dokumentationen, ebenso wie Lehrbücher, Artikel und Broschüren stecken voller ständig wiederkehrende Formulierungen, deren Wörter in einer so engen Verbindung zueinander zu stehen scheinen, wie dick und dünn, Kopf und Zahl, Stein und Bein. Wie durch Magneten angezogen, fügen sich Wörter aneinander. In Dokumentationen heißt es z. B. »Patient wurde zum Essen und Trinken angehalten« oder ein Patient »bewegt sich für sein Alter adäquat« oder »keine besonderen Vorkommnisse« oder »Behandlung wie immer«. In Artikeln finden sich Ausdrücke, wie z. B. Maßnahmen ergreifen, Standards implementieren und Widerstände überwinden. Teams werden als »interdisziplinär« bezeichnet, die ihre »Ressourcen optimal einsetzen« und »ethische und ökonomische Aspekte berücksichtigen«. Zusammenhänge werden als natürlich und auf der Hand liegend beschrieben: »Gute Vorbereitung führt zu guten Noten bei der MDK-Prüfung«.

Diese weit verbreiteten Textstücke werden immer wieder aufgegriffen und schaffen scheinbar logisch und wie von selbst Zusammenhänge und erwecken den Anschein, Ursachen und Wirkungen zu erklären. Dieses »automatische Schreiben« ist dabei nicht selten von den Absichten der Autoren losgelöst. Ist das wirklich so gemeint oder bloß schnell geschrieben?

Wörter wollen manchmal nicht so leicht aufs Papier. Ein Gedanke scheint klar, doch dann geht er beim Formulieren verloren. Statt des eigenen Gedankens landet ein wildfremder Satz auf dem Papier. Das wollte ich doch so gar nicht sagen! Wie schreibe ich es besser auf?

Übung 14

Auf schnelle Fragen gib langsame Antwort – Durch folgenden Schreibimpuls sollen bekannten Redewendungen irritiert werden und neue Aussagekraft erhalten. Das geschieht, indem gewöhnliche Aussagen bzw. Textpassagen einen neuen Dreh erhalten. Unsere Erwartungen werden nicht bestätigt, sondern lassen uns über einen scheinbar bekannten Satz neu nachdenken. Schreiben Sie ungewöhnliche Drehs in abgedroschene Redewendungen oder Werbetexte hinein (◻ Tab. 5.1). (Lösung: ▶ Abschn. 9.14)

◻ **Tab. 5.1** Ungewöhnliche Drehs

Aus	Wird
»Auf der Station bleibt alles beim Alten.«	»Auf der Station bleibt alles anders.«
»Es klärt sich auf zum Sonnenschein.«	»Es klärt sich auf zum Wolkenbruch.«
»Wenn Du Deine Sorgen vergessen willst, lass' Deine Seele baumeln.«	»Wenn Du Deine Sorgen vergessen willst, dann zieh Dir zu enge Schuhe an.« (M. Watts)

- **Inhalte deutlich machen**

Die gleiche Übung, die Sie mit den Redewendungen gemacht haben, können Sie auch auf Begriffe und Sprachwendungen in der Pflege beziehen.

Inhalte deutlich machen – Notieren Sie, was Pflege für Sie **professionell** macht, was Dokumentationssoftware für Sie **gut** macht. Finden Sie neue Adjektive, die genauer charakterisieren können, worum es Ihnen geht, als es die Adjektive professionell und gut tun. (Lösung: ▶ Abschn. 9.15)

5.3   Die Macht der Sprache

Im Bild (◘ Abb. 5.2) macht das geschrieben Wort darauf aufmerksam, dass wir die Zeichnung einer Krankenschwester nicht mit einer tatsächlichen, lebendigen Krankenschwester verwechseln sollen. Diese Zeichnung nimmt Bezug auf ein Gemälde von René Magritte. Wer »das Original« sehen oder mehr über Magritte erfahren möchte, sieht nach unter: www.en.wikipedia.org/wiki/Magritte.

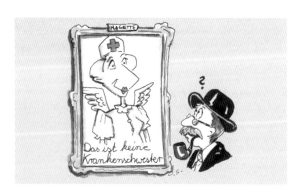

◘ Abb. 5.2 Das ist keine Krankenschwester

Persönliche Befindlichkeiten, unterschiedliche Gegebenheiten in einem Team oder die Elemente eines Gesundheitssystems, können nur vereinfachend beschrieben werden. Doch das »Ding an sich« (Gemütszustand, Team, Gesundheitssystem) ist etwas anderes, als seine Beschreibung. Wie jemand etwas beschreibt, kann uns diesem Gegenstand näher bringen oder auch das Gegenteil bewirken. Eine Beschreibung gibt uns damit auch Auskunft über die schreibende Person selbst: was fällt ihr auf, was ist ihr wichtig, wie bewertet sie etwas.

Sprache bewertet. Am auffälligsten ist das, wenn Sie die Veränderungen einer Bewertung unmittelbar erleben. Stellen Sie sich z. B. folgende Situation vor: Ihr Kollege schreibt etwas über eine Teambesprechung als wichtig auf, macht aber später auf der gemeinsamen Heimfahrt eine abfällige Bewertung darüber. Sehen wir uns darum noch den »Ort der Rede« an. Nehmen Sie den Ausdruck »Ort der Rede« an dieser Stelle einmal ganz wörtlich und stellen Sie sich Folgendes vor: Eine Information, die sie auf der Arbeit als wichtig erachten, langweilt Ihre Kinder zu Hause, beeindruckt aber wiederum Ihre Freunde beim Gespräch am Abend. Hier ändert sich der Wert einer Information, je nachdem, wo sie wem gesagt wird. Mehr dazu bei einem praktischen Übungsbeispiel.

Übung 16

Wichtiger Nachweis oder Stück Papier? – Nehmen Sie folgende Situation an: Sie haben an einer Schulung teilgenommen, die Ihnen nicht so gut gefallen hat. Lag es an Ihnen, an der Gruppe, am Lehrer, am Stoff? Schwierig zu sagen. Wahrscheinlich war es wohl eine Mischung der genannten Gründe. Was tun Sie mit der Teilnahmebescheinigung? Sie können mehrere Möglichkeiten akzeptabel finden. Wichtig ist, kurz die Begründungen für Ihr Tun zu notieren.

- Sie werfen die Teilnahmebescheinigung weg, weil Ihnen die Schulung nicht gefallen hat.
- Sie heben sie auf, weil regelmäßige Teilnahme an Schulungen Pflicht ist.
- Sie legen sie in Ihre Unterlagen, falls Sie sich einmal neu bewerben wollen.
- Sie zeigen sie Ihren Kolleginnen und Kollegen, die alle die Schulung noch machen müssen. (Lösung: ▶ Abschn. 9.16)

■ Die Reichweite von Dokumentationen

Das Beispiel der Teilnahmenbestätigung zeigt, wie sich die Bedeutung dieses Schriftstücks ändert, je nachdem, wo Sie es zeigen und was Sie damit machen. Das bedruckte Papier kann Ihre Chancen bei einer Bewerbung erhöhen, einer Frustattacke zum Opfer fallen oder ein bißchen Genugtuung im Kreis der Kollegen geben.

Stellen Sie sich die Reichweite von Patientendokumentationen vor.

Auf der Grundlage einer Dokumentation von Vitalzeichen können:

- Therapien erfolgen: z. B. wird je nach Einschätzung der Lage konservativ oder operativ behandelt.
- Konflikte entstehen: z. B. wird geprüft, ob eine Tätigkeit erfolgt ist und wie häufig sie erfolgt ist.
- Hoffnungen genährt werden: z. B. schöpft ein Patient Mut, der darin eine Besserung seiner Situation sieht.

In allen Fällen handelt es sich um die gleiche Dokumentation, die aber in den unterschiedlichen Kontexten andere Bedeutungen bekommt. In den genannten Beispielen ist sie eine Therapiegrundlage, ein juristischer Nachweis und ein Hoffnungsträger.

5.4 Mit Wörtern Möglichkeiten schaffen

Wir können am Ende unserer Betrachtungen aber auch feststellen, dass nur mit Hilfe der Sprache die Qualitäten der Sprache beleuchtet und reflektiert werden konnten. Sprache hilft uns, Dinge zu beschreiben, sie schafft Zusammenhänge, bewertet, vereinfacht, sie gibt Auskunft über die sprechende oder schreibende Person und über deren Umgebung. Ein reflektierter Sprachgebrauch kann Lösungen beflügeln oder behindern. Wer lösungsorientiert arbeiten möchte, sollte beim Dokumentieren darauf achten, Verständnis zu fördern und Handeln zu erleichtern (◘ Tab. 5.2).

Speziell um »Klare Worte in der Altenpflege« geht es in dem Artikel von C. Soppart [1].

Welche Wörter haben das Potenzial, Verständnis zu fördern und Probleme zu bearbeiten? In der Gegenüberstellung

◘ Tab. 5.2 Unterschiede in der Kommunikation

Entweder …	… oder
Der Patient ist schwierig im Umgang!	Ich denke, der Patient ist schwierig im Umgang.
Der Patient möchte im Fall einer Intensivtherapie, dass folgende Maßnahmen nicht durchgeführt werden: …	Dem Patienten sind im Fall einer Intensivtherapie folgende Dinge wichtig: …
Welche Arbeit hat eine Station durch eine Veränderung?	Welchen Nutzen hat eine Station durch eine Veränderung?
Was macht uns krank?	Was hält uns gesund?

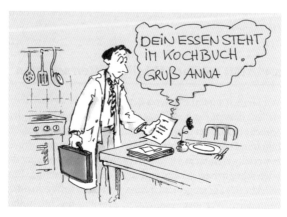

◘ Abb. 5.3 Dein Essen steht im Kochbuch

lässt sich verdeutlichen, welches Potenzial Wörter haben (◘ Abb. 5.3). Dazu folgende Übung.

Übung 17

Die kleinen Unterschiede machen's – Folgende Aussagen beschreiben in unterschiedlicher Weise gleiche Situationen. Was macht die Unterschiede aus? Sind die Unterschiede in allen Beispielen gleich? Notieren Sie Ihre Überlegungen (Lösung: ▶ Abschn. 9.17).

Mit Sprache können Probleme beschrieben werden: »*Dokumentieren ist öde!*« Mit Sprache können Lösungen aufgezeigt werden: »*Bisher hat mich das Dokumentieren nicht interessiert. Jetzt denke ich, dass es ein spannendes Feld sein könnte.*« Überlegen Sie selbst, welches Denken Ihnen die Praxis erleichtert.

Fazit

Sprache

- formt unsere Erfahrungen von Wirklichkeit,
- erklärt und schafft Zusammenhänge,
- bewertet Situationen,
- begründet Handlungen,
- schafft Probleme und bietet Lösungen.

Literatur

1. Soppart C (2009) Klare Worte. Altenpflege 34:32–33. www.soppart.de/
index_htm_files/Artikel_Klare_Worte.pdf (Zugriff: 15.11.2016)

Protokolle, Informationen, Projektformate – praktische Texte für die Arbeit

I. Kollak, *Schreib's auf! – Besser dokumentieren in Gesundheitsberufen (Top im Gesundheitsjob)*, DOI 10.1007/978-3-662-53565-3_6
© Springer-Verlag GmbH Deutschland 2017

Neben dem Dokumentieren gibt es in allen Teams wiederkehrende Schreibaufgaben: protokollieren, Informationen sammeln und ordnen sowie Projektarbeit mitgestalten.

Auf schnelle Weise erhalten Sie in diesem Kapitel Informationen zu den genannten Textarten. Schaubilder erleichtern Ihnen das Verständnis und Übungen geben Ihnen Gelegenheit, methodische Hinweise gleich zu testen. Sie lernen, besser zu protokollieren, wenn Sie wissen, was gute Mitschriften ausmacht und welches Format Sie benötigen. Ihre Ideen und Gedanken gehen nicht verloren, wenn Sie Techniken beherrschen, Sinnzusammenhänge zu erfassen und Gliederungen anzufertigen. Ziele und Aufgaben bleiben erkennbar, wenn Sie Diagramme und Tabellen nutzen, die sich im Projektmanagement bewährt haben.

Auch zur Unterstützung dieser Aufgaben stehen elektronische Schreibprogrammen zur Verfügung. Informationssammlungen können mit der Hilfe von Software als Mindmaps erstellt werden. Ein solches Programm bietet allen Leuten Unterstützung, die nicht das lineare Gliedern gelernt haben oder vorziehen. Programme, die das Projektmanagement unterstützen, sind teilweise sehr gut und sehr umfangreich, aber leider auch teuer. Das Protokollieren findet durch elektronische Dateien nur wenig Unterstützung. Hier sind leider fast ausschließlich weiße Flächen mit Überschriften im Softwareangebot.

6.1   Protokolle

Bevor es ans Protokollieren geht, ist es wichtig, sich auf eine Protokollart zu verständigen. Denn oftmals versuchen unerfahrene Protokollanten krampfhaft alle Aussagen festzuhalten und Rednernamen aufzuschreiben, wenn es am Ende aber nur um eine kurze Zusammenfassung der Diskussionen oder um eine Niederschrift von Beschlüssen geht. Das Anfertigen des Protokolls dauert dann oftmals so lange, dass niemand sich mehr an die Sitzung erinnern kann und längst neue Themen im Gespräch sind. Der Protokollant hat sich viel Arbeit gemacht, aber Erfolg und Nutzen sind minimal. Eine knappe Zusammenfassung der Teamsitzung, die am besten gleich am Ende vorliegt, ist da bei weitem nützlicher. Wie ist das zu schaffen?

Am Anfang steht die Entscheidung für eine bestimmte inhaltliche und formale Form des Protokolls. Denn die Entscheidung für eine bestimmte Protokollform bestimmt auch die Art und Weise, wie zitiert und in welcher Zeitform geschrieben wird. Eine Zeugenaussage benötigt eine andere Protokollform, als z. B. ein Interview im Rahmen einer wissenschaftlichen Studie. Das Protokoll einer Zeugenaussage muss exakt dem Wortlaut folgen und die einzelnen Sprecher identifizieren. Die sprechende Person im wissenschaftlichen Interview muss in der Regel anonymisiert, aber wie bei der Zeugenaussage ganz genau zitiert werden. In beiden Fällen ergibt sich daraus die Notwendigkeit des Mitschnitts: zumeist digital mit PC, Handy oder Aufnahmegerät.

Ebenso können Protokolle von Teamsitzungen unterschiedliche Anforderung an das Protokoll stellen. Ob der Verlauf einer Teamsitzung oder deren Ergebnisse im Mittelpunkt stehen, macht einen großen Unterschied. Doch bei Teamsitzungen geht es in der Regel um kurze Protokolle, die zentrale Gedanken und Beschlüsse festhalten.

6.1.1 Mitschriften, Zitierweisen und Formvorgaben

Neben den gerade genannten grundlegenden Unterschieden beim Protokollieren gibt es Gemeinsamkeiten, die für alle Protokollarten gültig sind.

- Protokolle geben Aussagen wieder. Darum müssen sie vollständig sein, ohne etwas wegzulassen oder hinzuzufügen. Abkürzungen müssen verständlich sein.
- Protokolle haben einen Anlass. Datum, Beginn und Ende der Sitzung, Tagesordnung, Anwesenheit und Protokollant/in gehören immer dazu. Sitzungsleitung sowie Unterschrift der Protokoll führenden Person können dazugehören.
- Protokolle haben eine festgelegte Zeitform und Zitierform. Gegenwart (Präsens) beim Verlaufsprotokoll und Vergangenheit (Präteritum) beim Ergebnisprotokoll, wörtliche Rede bei Wortprotokollen (z. B. Zeugenaussagen und Interviews) und indirekte Rede bei allen anderen Protokollen.

Mitschriften

Beginnen wir mit den Mitschriften, denn sie sind die Grundlage für alle Protokolle. Mündliche Beiträge oder Auseinandersetzungen sind in der Regel zu schnell, um wörtlich mitgeschrieben zu werden. Die Protokoll führende Person muss darum stichwortartig mitschreiben. Zum Mitschreiben gibt es viele Empfehlungen. Die im Internet unter dem Schlagwort »Mitschriften« aufzufindenden Hinweise beziehen sich aber v. a. auf das Mitschreiben von Vorlesungen und Unterrichtsstunden.

Im Gegensatz zu Vorlesungen und Unterrichtsstunden haben Teamsitzungen festgelegte Themen, Tagesordnungen und Zeiten. Das macht das Protokollieren leichter. Folgende Hinweise sind für das Mitschreiben bei Teamsitzungen wichtig.

Praxistipp

Beim Mitschreiben sollten Sie:
- eigene Formulierungen benutzen,
- Abkürzungen einsetzen,
- Platz lassen, um Gedanken vervollständigen zu können.

■■ Eigene Formulierungen benutzen

Da Sie den Wortlaut eines Beitrags nur stenografisch oder mit Aufnahmegerät festhalten können, macht es wenig Sinn, gleich bei den ersten Worten eines Beitrags mit dem Schreiben zu beginnen. Auf diese Weise entgeht Ihnen das Ende des Beitrags und der Mittelteil usw. Mit einem Wort: Sinn und Inhalt gehen verloren. Hören Sie sich zunächst den ganzen Satz oder mehrere Sätze an und geben Sie dann, den zentralen Inhalt in Ihren Worten kurz wieder.

Übung 18

Eigene Formulierungen finden – Lesen Sie die folgenden zwei Sätze einmal durch und schreiben Sie den Inhalt mit Ihren eigenen Worten auf:

> Yoga hat eine Wirkung auf den Körper sowie auf Gedan-
> ken und Gefühle und spricht somatische und psychi-
> sche Leiden an. Durch Yogaübungen können Rücken-
> schmerzen, Muskelverspannungen und Spannungs-
> kopfschmerzen behoben werden. (Lösung: ▶ Abschn.
> 9.18)

■ ■ **Abkürzungen einsetzen**

Bei Mitschriften ist es hilfreich, mit Abkürzungen zu arbeiten. Diese machen aber nur Sinn, wenn sie auch später noch
verständlich sind. Über die bekannten Abkürzungen hinaus
kann ein immer wiederkehrender Begriff abgekürzt werden.
Geht es in einer Diskussion z. B. um das Entlassungsmanagement, so kann nach der ersten Nennung die Abkürzung
EM eingeführt werden und den langen Fachbegriff ersetzen.
Vielleicht ist an dieser Stelle noch der Hinweis nützlich, dass
nach Abkürzungen, die einen Punkt haben, kein Punkt
(Satzzeichen) mehr gesetzt wird. Beispiel: Die wörtliche
Rede wird nur in bei Wortprotokollen benutzt, wie Zeugenaussage, Interview usw. Anlagen zu Protokollen sind schriftliche Anträge, Schaubilder, Bemerkungen zum Protokoll
u. Ä.

Abkürzungen von Begriffen und Namen, die Sie zum
ersten Mal hören, sind riskant. Denn werden im Folgenden
diese Begriffe und Namen nicht wieder aufgegriffen, dann
hilft nur noch, wenn Sie am Ende der Sitzung nachfragen.
Wenn Sie bei bekannten Themen oder bei Präsentationen
mitschreiben, zu denen es Artikel und Bücher gibt, dann ist
es leichter möglich, die genaue Schreibweise von Namen
oder Definitionen von Begriffen nachzulesen.

Übung 19

Abkürzen – Schreiben Sie zehn Abkürzungen auf, die Sie immer wieder benutzen. Gibt es Wörter, für die Sie persönlich Abkürzungen haben, die aber nur Sie selbst verstehen? In welchem Zusammenhang sind diese Abkürzungen entstanden und wie häufig benutzen Sie diese? (Lösung: ▶ Abschn. 9.19)

■ ■ **Platz lassen, um Gedanken vervollständigen zu können**

Nicht zuletzt ist es hilfreich, ausreichend Platz für die Aufzeichnungen einzuplanen, damit ständig ergänzt werden kann. Denn kreisen Diskussionen z. B. ums EM, dann gibt es wiederkehrende Themen, die den richtigen Zeitpunkt diskutieren, die notwendigen Informationen, die Anschlussheilbehandlung (AHB) usw. Aspekte, die z. B. ein erster Beitrag zur AHB liefert, können bei ausreichend Platz um weitere Aspekte aus anderen Beiträgen ergänzt werden. Auf diese Weise werden bereits beim stichwortartigen Mitschreiben Informationen verdichtet, Themen und Unterthemen werden sichtbar.

6.1.2 Stichwortprotokoll und Ergebnisprotokoll

Von den möglichen Protokollarten interessieren an diese Stelle zwei, die bei Teamsitzungen am häufigsten eingesetzt werden: Stichwortprotokoll und Ergebnisprotokoll.

■ **Das Stichwortprotokoll**

Die knappste Form hat das Stichwortprotokoll. Ein kurzes Protokoll, das hört sich gut an, denn jeder kennt wohl die

Stille in einer Gruppe, wenn eine freiwillige Person fürs Protokollieren gesucht wird. Doch Stichwortprotokoll hört sich leichter an, als es tatsächlich ist. Denn diese Form verlangt vom Protokollierenden, genau Zuzuhören, Hauptgedanken zu erkennen und das Gesagte angemessen und kurz zusammen zu fassen. Aus einer halbstündigen Diskussion die wesentlichen Punkte zu benennen und die dazu gefallenen Aussagen zuzuordnen, verlangt große Aufmerksamkeit und Konzentration, eine flotte und genaue Mitschrift sowie einen guten Überblick und Abstraktionsvermögen. Im Internet finden sich zum Suchbegriff »Stichwortprotokoll« nur Formulare mit viel leerem Platz oder unzählige Beispiele von Sitzungen, die aber für Außenstehende nicht verständlich sind. Darum folgt an dieser Stelle eine kleine Übung, um Ihr Gefühl fürs Wesentliche zu schärfen.

Übung 20

Kernaussagen treffen – Lesen Sie den folgenden Abschnitt (aus: [2]) aufmerksam durch und fertigen Sie daraus eine Zusammenfassung in Form von fünf Kernaussagen (jede maximal mit fünf Wörtern).

»Angehörige von Gesundheitsfachberufen leisten körperlich anstrengende Arbeit bei höchsten Anforderungen an die Präzision und Kommunikation. Es hängt von der Dauer der Belastungen, den Bedingungen des Umfelds sowie den eigenen Energiereserven ab, wie diesen Anforderungen Stand gehalten werden kann. Wer die eigenen physischen und psychischen Reserven nicht immer wieder aufbaut und wirksam auf die Bedingungen des eigenen Umfelds einwirken kann, ist diesen Belastungen dauerhaft nicht gewachsen. Eine anhaltende Erschöpfung lähmt oder macht aggressiv. In der Vielfalt der dadurch ausgelösten körperlichen und psychischen Symptome geht der Blick für die Ursachen verloren. Sie werden allgemein im Beruf und den mit ihm verbundenen Patienten und Kollegen gesehen. Eine Auszeit durch Urlaub oder Krankschreibung hilft nur vorübergehend, klärt aber nicht die Ursachen und führt zu keiner dauerhaften Verbesserung. So steht nicht selten ein vorzeitiger Ausstieg aus dem Beruf am Ende.« (Lösung: ▶ Abschn. 9.20)

▪▪ Gliederung eines Stichwortprotokolls

Vorab noch einmal die formalen Vorgaben für ein Stichwortprotokoll mit Hinweisen zu Gliederung sowie Zeit- und Redeform.

Inhalt eines Stichwortprotokolls
- Datum (Anfang und Ende der Sitzung)
- Anwesende (Protokoll führende Person kenntlich machen)
- Tagesordnungspunkte und Kernaussagen zu Diskussionen und Ergebnissen

▪▪ Zeit und Redeform

Stichwortprotokolle nutzen selten Verben und zitieren weder direkt noch indirekt. Sie können darum »zeitlos« sein, ohne unverständlich zu sein.

Stichwortprotokoll
Teamsitzung 22. März, 14:00–14:30 Uhr, Karin, Elke und Andrea (Protokollantin)
TO: Jubiläumsfeier am 22. Mai
Ort: Cafeteria und Garten
1.   Unterstützung: Drei Springer aus dem Pool zur Mobilisierung der Bewohner ab 12 Uhr zusätzlich im Dienst

2. Station für Musik zuständig (Karin)
3. Schwerstkranke: Übernahme von Frau Meier durch Stat. 9b (Transport durch Sr. Petra von 9b, ca. 13 Uhr) usw.

▪ **Das Ergebnisprotokoll**

Im Ergebnisprotokoll werden Beschlüsse und Ergebnisse von Diskussionen sinngemäß oder im Wortlaut festgehalten. Zumeist einigt sich das Team, die Arbeitsgruppe oder ein Plenum auf eine Formulierung fürs Protokoll oder die Protokoll führende Person liest ihre Zusammenfassung vor und fragt nach Rückmeldungen.

Bei Teamsitzungen, die in der Regel immer eine Tagesordnung sowie Anfangs- und Endzeiten vorab haben sollten, ist es gebräuchlich, das Protokoll entlang der Tagesordnungspunkte zu organisieren und die Ergebnisse zuzuordnen.

Ergebnisprotokoll

In einer Gruppe wird vereinbart, dass sich eine Person bis zur nächsten Sitzung erkundigen soll, ob das eigene Krankenhaus mit Sozialstationen und häuslichen Pflegediensten Kooperationen vereinbart hat und in welcher Form. Bei der nächsten Sitzung gibt die Person Bericht. Im Protokoll steht Folgendes als Ergebnis des Berichts:
Zu TOP 2: Koop des KH mit Sozialstation und häuslichen Pflegediensten
Es gibt noch keine Kooperationsverträge. Mit zwei Sozialstationen werden zurzeit Kooperationsverträge ausgehandelt. Die Kooperationen sollen zum nächsten Quartal stehen. (Auskunft durch Verwaltungsleiter)

▪ ▪ **Gliederung eines Ergebnisprotokolls**

Auch für das Ergebnisprotokoll gibt es formale Vorgaben und Hinweise zu Gliederung und Zeitform.

Inhalt eines Ergebnisprotokolls
- Datum (Anfang und Ende der Sitzung)
- Anwesende (Protokoll führende Person kenntlich machen)
- Tagesordnungspunkte
- Ergebnisse oder Beschlüsse (evtl. im Wortlaut oder als Aufgabenplan)
- Beschlussvorlagen im Anhang

■■ Zeit und Redeform

Ergebnisprotokolle stehen in der Vergangenheitsform. Beispiele dafür sind: »Die Anwesenden der Teamsitzung beschlossen …« , »Fritz Fischer leitete die Sitzung …«, »Das Team einigte sich auf den kommenden Montag für ein nächstes Treffen.« usw.

Diskussionsbeiträge werden in indirekter Rede wiedergegeben. Beispiel: »Barbara Beier vertrat die Ansicht, dass das EM nach Einführung der neuen Software besser geworden sei«.

Die Ergebnisse und Aufgabenpläne im Wortlaut werden entweder aus einer Beschlussvorlage übernommen oder im Plenum wörtlich beschlossen. Da bleibt die Zeitform der Vorlage erhalten.

6.2   Informationen

In diesem Abschnitt geht es darum, das vorhandene und oftmals nicht ausgesprochene Wissen eines Teams – der Fachbegriff lautet: implizites Wissen – hervorzulocken, aufzuschreiben und nutzbar zu machen.

Sie wissen, Informationen gibt es ohne Ende, aber auch auf Umwegen. Informationen sind oft schnelllebig und flüchtig, aber manchmal auch schwer zu bekommen und dann »top secret«. Informationen zu beschaffen, ist ein Kapitel für sich. Das liegt daran, dass Internet und Datenportale eine Wissenschaft für sich geworden sind. Wenn Informationen nur auf Umwegen zu erhalten sind oder nur Eingeweihten zur Verfügung stehen, so ist das ein Thema für die Organisationsberatung oder die Psychologie.

Hier soll es darum gehen, die eigene Art, mit Informationen umzugehen, bewusst zu machen. Sie sollen Anregungen und Tipps bekommen, wie Sie und Ihr Team vorhandenes Wissen sammeln, sichten und ordnen können. Internetrecherche und Fachbücher können dazu Ideen liefern, Diskussionen auslösen und das Wissen vertiefen.

6.2.1 Informationen sammeln

Am Anfang stehen Brainstorming und Stoffsammlung, wenn eine einzelne Person oder ein Team das vorhandene Wissen zu einem Thema ermitteln möchten. Diese Sammlung kann auf einem Blatt, im PC, an der Tafel oder mit Hilfe von Karten vorgenommen werden. Entsprechend werden dann die nächsten Schritte organisiert [3].

Nehmen wir als Beispiel die Frage nach den Dokumentationsformularen, die von einem Team genutzt werden. Auf die Frage nach den Dokumentationsformularen geben die anwesenden Teammitglieder folgende Antworten:

Anamnesebogen, Trinkprotokoll, Stammblatt, Rückmeldebogen, Pflegeplanung, Ärztliche Verordnungen, Überleitungsboden, Patientenbiografie, Protokoll zum Sturzrisiko, Durchführungsnachweiß, Wunddokumentation, Pflegebericht.

Das sind die ungeordnet genannten Formulare. Um einen Überblick zu erhalten, der eine Aussage über die Vollständigkeit der Dokumente erlaubt, müssen die Antworten geordnet werden.

6.2.2   Clustern und ordnen

Informationen verarbeiten zu können, setzt voraus, dass sie verständlich und handhabbar sind. Aussagen und Begriffe müssen nach Inhalten geordnet werden und so niedergeschrieben sein, dass sie sich gut merken lassen.

■   **Clustern**

Nach der Informationssammlung erfolgt das Clustern. Das bedeutet, Informationen werden nach Sinnzusammenhängen geordnet. Bei unserem Beispiel ist es sinnvoll, sich am WHO-Modell zum Ablauf des Pflegeprozesses zu orientieren: Informationssammlung, Planung, Durchführung, Evaluation. Die Ordnung, die sich dabei ergibt, wird in der Gruppe diskutiert und entweder linear oder als Mindmap notiert.

■   **Lineare Gliederung**

Um die genannten Formulare den Schritten des Pflegeprozesses zuordnen zu können, werden zunächst die von der WHO genannten vier Schritte aufgeschrieben. Dann erfolgt die Zuordnung der Formulare zu den vier Schritten. Um dem Team deutlich zu machen, welche Formulare vorgeschriebenen und welche zusätzlich eingeführt sind, erfolgt die entsprechende Untergliederung.

Beispiel für eine lineare Informationsordnung

1. Schritt des Pflegeprozesses: Informationssammlung
   - Vorgeschriebene Formulare
     - Stammdaten
     - Anamnesebogen
     - Patientenbiografie
     - Ärztliche Verordnungen
   - Zusätzliche Formulare
     - Protokoll zum Sturzrisiko
     - Wunddokumentation
2. Schritt des Pflegeprozesses: Planung
   - Vorgeschriebene Formulare
     - Pflegeplanung
3. Schritt des Pflegeprozesses: Durchführung
   - Vorgeschriebene Formulare
     - Durchführungsnachweis
   - Zusätzliche Formulare
     - Trinkprotokoll
4. Schritt des Pflegeprozesses: Evaluation
   - Vorgeschriebene Formulare
     - Pflegebericht
   - Zusätzliche Formulare
     - Überleitungsbogen
     - Rückmeldebogen

■ **Informationsordnung mit Hilfe einer Mindmap**

Bei der Ordnung der Informationen mit Hilfe einer Mindmap wird zunächst das zentrale Thema »Patientendokumentation« in die Mitte gestellt. Die vier Prozessschritte bilden die vier großen Äste: Informationssammlung, Planung, Durchführung, Evaluation. Diesen werden die vorgeschriebenen und zusätzlichen Formulare zugeordnet. So kann die Mindmap dann aussehen: ◘ Abb. 6.1.

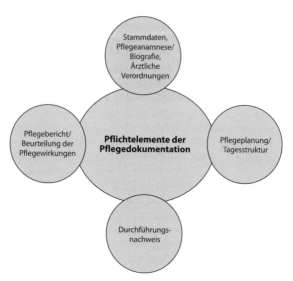

❑ **Abb. 6.1** Mindmap: Patientendokumentation

Es ist sicher eine Frage der Gewohnheit, wie eine Ordnung entsteht. Die Befürworter der Mindmap führen an, dass die Darstellung durch Äste und Zweige die schrittweise Entwicklung eines Themas mit allen Unterpunkten erleichtert. Ein lineares Gliedern ermöglicht auch, Entwicklungen schrittweise aufzunehmen, aber dafür muss genug Platz gelassen, damit neue Zuordnungen und neue Unterpunkte ergänzt werden können. Wie auch immer: Sie sollten beide Arbeitsweisen ausprobieren und sich für die entscheiden, die Ihnen leichter fällt.

Übung 21

Sinnvoll gliedern – Sie sehen im Folgenden eine
Sammlung von Begriffen, die einige der Kompetenzen
von Studierenden beschreiben, nachdem sie ein Modul
»Gesundheitswissenschaften« abgeschlossen haben.
Ordnen Sie die Begriffe sinnvoll in linearer Weise oder in
Form einer Mindmap. Benutzen Sie Papier und Bleistift,
PC, Tafel oder Karten.
Kenntnisse zur Gesundheitssystem- und Versorgungsfor-
schung, Schreib- und Redaktionskompetenz, konzeptio-
nelles Wissen über Prävention und Gesundheitsförderung,
Präsentation von Arbeitsergebnissen, Identifikation sozial
benachteiligter Zielgruppen, ihrer Lebenslage und Formulierung zielgruppenspezifischer Angebote, im Team
arbeiten können, gemeinsam und arbeitsteilig Projektarbeiten planen und durchführen können, Verständnis
und (kritische) Diskussion moderner Informationstechnologien im Gesundheitswesen, Bewertung ethischer, geschlechtsspezifischer und interkultureller Faktoren in den
Gesundheitswissenschaften, Qualitätsentwicklung im Gesundheitswesen. (Lösung: ▶ Abschn. 9.21)

6.3 Projektformate

Mit der steigenden Beliebtheit des Projektmanagements hat
sich auch der Einsatz der dabei benutzten Begriffe und Formate erhöht. Manche von ihnen sind aussagekräftig und
nützlich und sollen darum in diesem Kapitel dargestellt werden. Wer sich für das Thema Projektarbeit an sich interessiert, wie Projektstellen entstanden sind und das Projekte-
Machen akzeptabel wurde, kann bei Simone Schmidt [4]
und Felix Klopotek [1] mehr dazu lesen.

Wie die Pflegedokumentation so folgt auch das Projektmanagement einem Regelkreis. Da der Pflegeprozess in seinen Schritten bekannt ist, sei hier zur Abwechslung der PDCA-Zyklus genannt, wie er im Care und Case Management und im Qualitätsmanagement gebräuchlich ist.

PDCA-Zyklus
- Plan (Projektplan)
- Do (Durchführung)
- Check (Evaluation)
- Act (evtl. Korrekturen einleiten)

Für die einzelnen Etappen gibt es Vorschläge für bestimmte Formate, die das Planen und Evaluieren etc. erleichtern. Wir konzentrieren uns an dieser Stelle auf drei Bausteine des Projektmanagements, die allgemein nützlich sind: Zeitplan, Aufgabenverteilung und Meilenstein.

6.3.1   Zeitplan

Ein Projektmanagement ist sehr umfangreich und nutzt z. B. Projektstrukturplänen (PSP) und Projektablaufplänen (PAP). Die Details zu diesen Projektplanungsmodellen sind zu umfangreich, um an dieser Stelle dargestellt zu werden. Trotzdem ist es gut, Planungen durch Grafiken besser überschaubar zu machen. Dazu reicht meist schon ein Zeitplan, der die anstehenden Aufgaben und die Zeiträume sichtbar macht (◘ Tab. 6.1).

Die ◘ Tab. 6.1 veranschaulicht, welche Tätigkeiten durchlaufend notwendig sind und den größten Zeitanteil erfordern, welche Tätigkeiten parallel ablaufen und möglicherweise mehrere Personen einbinden, wann spezifische Aufgaben, wie z. B. »Aufbau der Online-Schulungskurse«

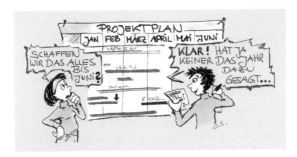

■ **Abb. 6.2** Projektplan

anstehen, für die evtl. unterstützende Personen einbezogen werden müssen. Das reicht aus, um die einzelnen Punkte zu definieren und Personal-, Material- und Sachkosten zu kalkulieren. Denn: Es kommt natürlich immer alles anders, als geplant. Aber das macht die Planung trotzdem nicht überflüssig, sondern bestenfalls unverkrampfter (■ Abb. 6.2).

6.3.2 Aufgabenverteilung

Im Zeitplan werden die Aufgaben benannt und deren Dauer abgeschätzt. Um die Verteilung der einzelnen Aufgaben auf verantwortliche Personen festzulegen, eignet sich eine Tabelle (■ Tab. 6.2). Je nach Sprachgebrauch werden Aufgaben verteilt oder festgelegt, bzw. Verantwortungen vergeben oder übertragen. Das sind interessante Details von Bedeutung, deren Vertiefung hier aber den Rahmen der Überlegungen sprengen würde [4].

Erweitern lässt sich so eine Tabelle immer. Allerdings besteht die Kunst eher darin, Unnötiges wegzulassen.

Tab. 6.1 Projektzeitplan

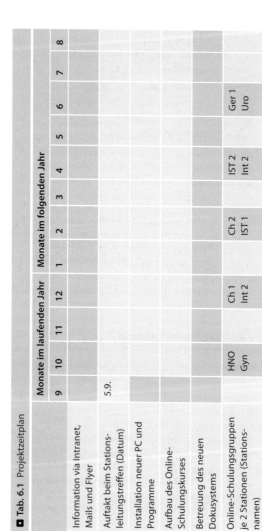

	Monate im laufenden Jahr				Monate im folgenden Jahr							
	9	10	11	12	1	2	3	4	5	6	7	8
Information via Intranet, Mails und Flyer												
Auftakt beim Stationsleitungstreffen (Datum)	5.9.											
Installation neuer PC und Programme												
Aufbau des Online-Schulungskurses												
Betreuung des neuen Dokusystems												
Online-Schulungsgruppen je 2 Stationen (Stationsnamen)		HNO Gyn		Ch 1 Int 2		Ch 2 IST 1		IST 2 Int 2		Ger 1 Uro		

	5.11.	5.1.	5.3.	5.5.	5.7.
Zwischenstand bei Stationsleitungstreffen (Datum)					
Laufzeit der alten Dokumentation					
Laufzeit der neuen Dokumentation als Parallelversion					
Ausschließlich die neue Dokumentation					
Evaluation: Befragung von MA					
Anpassungen nach Befragung der MA					

◻ **Tab. 6.2** Aufgabenverteilung

Wer	Macht was	Mit wem	Bis wann
Fritz Fischer	Ergebnis-protokoll	Antragsteller der Station 7b	Montag, 22. März

6.3.3 **Meilenstein**

Dieser Begriff ist erst durch das Projektmanagement gebräuchlich geworden. Er beschreibt den Zustand, in dem ein Projekt zu einem bestimmten Zeitpunkt sein soll. Er ist damit bei der Planung und für die Evaluation wichtig.

> Ein Meilenstein:
> — beschreibt was erreicht werden soll, nicht wie,
> — benennt ein überprüfbares Ergebnis,
> — verdeutlicht wichtige Entscheidungen innerhalb eines Projekts,
> — nennt die notwendigen Bedingungen zur Erreichung des Zustands.

Bei der Formulierung von Meilensteinen kann eine Überprüfung entlang des schon besprochenen SMART-Systems hilfreich sein. Ziele sollen so definiert sein, dass sie **s**pezifisch, **m**essbar, **a**kzeptabel und **r**ealistisch und **t**erminiert sind (▶ Abschn. 3.5, ▶ Tab. 3.1).

Im Anschluss daran folgt eine Übung zum ersten Merksatz über Meilensteine.

Übung 22

Was gehört in die Beschreibung eines Meilensteins? –
Lesen Sie folgende Zielformulierungen einer Pflege-
beratung durch und entscheiden Sie, welche Aussagen
zu einem Meilenstein gehören und welche nicht.

━ Hilfsmittel werden bis zum 31. Mai organisiert.
━ Die Sozialarbeiterin führt ein Assessment mit Hilfe
  eines Anamnesebogens durch.
━ Grundversorgung und Medikamentengabe über-
  nimmt ein Pflegedienst ab sofort.
━ Eine Fachfirma entfernt Türschwellen und installiert
  Haltegriffe im Bad bis 31. Mai.
━ Der Patient nimmt morgens, mittags und abends
  eine rote Tablette mit viel Wasser ein.
━ Mobilität und Ausdauer werden durch einen Physio-
  therapeuten trainiert, der nach dem Wochenende
  ins Haus kommt. (Lösung: ▶ Abschn. 9.22)

■ **Evaluation**

Die Gegenüberstellung von Planung und Realisierung geschieht bei der Evaluation. Dabei ist nicht nur der Vergleich
zwischen erwünschtem und erreichtem Ziel wesentlich, sondern interessanter ist es, die Gründe für das Erreichen bzw.
Nichterreichen zu verstehen, um gute Taktiken beibehalten
und Fehler vermeiden zu können. Die Frage nach den Störungen ist sehr hilfreich, denn Störungen gibt es immer wieder, aber deren Wirkungen werden oft übersehen. Um diese
Themen geht es ganz ausführlich und mit Beispielen im folgenden Kapitel unter »Journal führen« (▶ Abschn. 7.2).

Fazit

Protokolle
- basieren auf Mitschriften,
- haben immer ein Datum (evtl. mit Anfangs- und End-zeit), eine Liste der Anwesenden (Protokoll führende Person kenntlich machen) und eine Tagesordnung, entlang der sie sich gliedern,
- sollten Ergebnisse kurz festhalten und
- schnell auf die Sitzungen folgen.

Informationen
- können unausgesprochen in einem Team existieren und
- werden bewusst, wenn sie gesammelt, geordnet und notiert werden.

Projektformate
- orientieren sich am Regelkreis, wie der Pflegeprozess,
- bieten Zeitpläne sowie Struktur- und Ablaufpläne,
- fixieren Aufgabenverteilungen und
- gleichen Soll- und Ist-Werte gegeneinander ab.

Literatur

1. Klopotek F (2004) Projekt. In: Bröckling U, Krasmann S, Lemke T (Hg.) Glossar der Gegenwart. Suhrkamp, Frankfurt/Main
2. Kollak I (2008) Burnout und Stress. Anerkannte Verfahren zur Selbstpflege in Gesundheitsfachberufen, Springer, Berlin Heidelberg
3. Möller S (2016) Einfach ein gutes Team. 2. Aufl. Springer, Heidelberg Berlin
4. Schmidt S (2011) Anpacken – Projektmanagement im Gesundheitswesen. Springer, Heidelberg Berlin

Tagebuch und Journal – praktische Texte für jeden Tag

I. Kollak, *Schreib's auf! – Besser dokumentieren in Gesundheitsberufen (Top im Gesundheitsjob)*, DOI 10.1007/978-3-662-53565-3_7
© Springer-Verlag GmbH Deutschland 2017

In diesem Kapitel erhalten Sie Anregungen für Texte, die Sie in erster Linie für sich selbst schreiben. Hier ist das Schreiben subjektiv und folgt einem eigenen Stil. Ideen, Fragen, Wünsche oder Informationen können in Journalen, Tagebüchern und freien Texte gesammelt und bearbeitet werden. Ob Sie alles in ein Heft oder in eine elektronische Datei schreiben, ob Sie Informationen ausschneiden und einkleben oder kopieren und scannen, hängt ganz von Ihren Vorlieben ab. Die so entstehenden persönlichen Notizen haben vielerlei Funktionen: sie können Geschehnisse festhalten, eigene Entwicklungen dokumentieren, Sorgen verarbeiten helfen oder Informationen vermehren und vertiefen. Wer das Tagebuch- und Journalschreiben kennen lernen möchte oder Interesse an Schreibimpulsen hat, erhält durch die folgenden Beispiele und Übungen Anregungen zum eigenen Tun und Testen.

7.1   Tagebuch schreiben

Zum Tagebuchschreiben gibt es im Wesentlichen zwei Haltungen, die sich zu Wort melden: Die vehementen Anhänger und die entschiedenen Gegner. Die Möglichkeit, schwarz auf weiß mit sich selbst in die Auseinandersetzung zu gehen, löst offensichtlich eine eher starke Reaktion aus. Es wird darum nicht wenige Menschen geben, die das Tagebuchschreiben erst einmal weg geschoben und noch nicht weiter darüber nachgedacht haben. Sehen wir uns darum zuerst einige Argumente für und gegen das Tagebuchschreiben an.

Die Anhänger des Tagebuchs verweisen auf die große Verbreitung dieser gesellschaftlichen Praxis. Sie loben das Tagebuch als Möglichkeit, belastende Gedanken los zu werden und niederzuschreiben. Ängste und Erwartungen, Geheimnisse und Hoffnung, Freud und Leid werden unzensiert ausgesprochen und gespeichert [2]. Das ermöglicht es, sich zu entlasten und zu einem selbst gewählten Zeitpunkt die Auseinandersetzung wieder aufzunehmen. Die möglichst offen aufgeschriebenen Gedanken bieten die Grundlage für eine Auseinandersetzung mit den eigenen Ansichten und Umgangsweisen sowie mit denen anderer Menschen. Zur Unterstützung dieser Position nennt die überzeugte Anhängerschaft bekannte Persönlichkeiten, die Tagebuch geführt haben, wie Goethes Schwester Cornelia, Franz Kafka, Leo Tolstoi und Virginia Woolf.

Vielleicht gehören Sie aber eher zu jenen Menschen, die sich das Tagebuchschreiben nicht so richtig vorstellen können. Warum sollte es leichter sein, Dinge aufzuschreiben, wenn es schon schwer ist, diese auszudrücken und – wenn es darauf ankommt – mitzuteilen. Und was den Einen motiviert, verunsichert den Anderen bis ins Mark: Wie einen Satz aufschreiben mit dem Gedanken an die schriftstellerische Virtuosität eines Franz Kafka oder einer Virginia Woolf? Außerdem leben wir in einer Zeit, in der Millionen von Informationen in Nanosekunden verschickt werden. Brauchen wir da noch mehr Texte, ist nicht alles schon irgendwo und irgendwann einmal gesagt und aufgeschrieben worden?

7.1.1 **Respekt im Umgang mit sich selbst und Anderen**

Bleiben wir bei dem Fall, dass wir alles schon für gesagt halten. Punkt. Doch die Vorstellung, dass alles schon gesagt ist, Informationen gespeichert und dokumentiert sind, Sachlagen zwingen und Fakten Reaktionen erzeugen, macht auch nicht richtig froh. Außerdem ließe sich damit nicht erklären, warum Menschen so gerne simsen und bloggen. Es gibt doch wohl ein Mitteilungsbedürfnis und ein Interesse an der eigenen Äußerung. Die Frage ist daher eher, wie wichtig uns unsere Gedanken und Äußerungen sind und ob wir uns mit ihnen auseinandersetzen wollen. Es geht um die Frage von Neugier, Wertschätzung und Respekt, um auf uns selbst und auf Andere genauer zu hören. Wer ressourcenorientiert denkt, kann mit dem Tagebuchschreiben prüfen, wie ernst er die eigenen Gedanken und Gefühle nimmt und ob er ihnen traut.

Zudem fördert das Tagebuchschreiben die Fähigkeit des Dokumentierens. Beim Tagebuchschreiben erkenne ich, was mir selbst wichtig ist, wo es Übereinstimmung mit anderen Menschen gibt und wo ich bereit bin, Unterschiede nebeneinander bestehen zu lassen. Dieses Wissen ist eine Hilfe, um sich selbst und Anderen besser gerecht zu werden.

Durch das Tagebuchschreiben wird aber auch die Ausdrucksfähigkeit verbessert, und es prägt sich ein eigener Schreibstil. Mit Zunahme der eigenen Schreibpraxis entwickelt sich die Sicherheit bei der Anfertigung von Texten und es wächst das Vertrauen in die eigene Urteilskraft. Aus einer entwickelten Schreibpraxis kann ein souveräner Umgang mit Dokumentationen folgen. Statt sich unsicher und gegängelt zu fühlen, entwickeln sich eine Sicherheit und das Gefühl, den Anforderungen besser gewachsen zu sein.

● **Tagebuchschreiben, aber wie?**

Gesetzt den Fall, Sie wagen den Selbstversuch und entschließen sich, es mit dem Tagebuchschreiben zu versuchen. Aber wie beginnen? Wie wird ein Tagebuch originell und geht nicht in der Beliebigkeit von Begriffen und Beobachtungen unter? Dazu ist es sinnvoll, wenn Sie sich zunächst überlegen, welche Absicht Sie mit dem Tagebuch verfolgen. Geht es darum:

━ Informationen und Ideen zu sammeln,
━ Alltagserlebnissen, Gedanken und Gefühlen aufzuschreiben und zu verarbeiten,
━ Lernprozesse und Entwicklungen festzuhalten.

Die folgenden Informationen und Übungen zeigen Ihnen, wie sich ein Tagebuch einsetzen lässt und wie es originell wird. Mit diesem Wissen können Sie die Absichten, die Sie mit dem Tagebuchschreiben verfolgen, besser erkennen und Ihre Ideen leichter in die Tat umsetzen.

7.1.2   **Die Kunst der Selbstpflege**

Das erste Beispiel zeigt auf, wie sich das Tagebuch für das eigene Wohlergehen bei der Arbeit einsetzen lässt. Wer z. B. besser mit Belastungen umgehen möchte, kann für diesen Lernprozess gut ein Tagebuch einsetzen. Beim Schreiben wird deutlich, dass die Arbeitstage nicht gleich verlaufen und was gute und schlechte Arbeitstage ausmacht. Wenn ein Arbeitstag gut gelaufen ist, lohnt sich genauer hinzusehen, was die Qualität ausgemacht hat und wie sie erhalten werden kann. Wer z. B. erkennt, welche Arbeitsabläufe gut funktionieren und wann die Zusammenarbeit klappt, der kann das im Team diskutieren und Vorschläge zur Verbesserung machen. Wer z. B. die eigenen Gedanken und Gefühle kennt, wenn er Hunger hat, der muss nicht immer wieder verzagt oder genervt sein, sondern isst rechtzeitig etwas. Wer z. B.

bemerkt, wiederholt die gleichen Auseinandersetzungen mit einem Arbeitskollegen zu haben, kann das Spiel durchbrechen, indem er darauf verweist, die Situation durch Ablenkung vermeidet oder sich fürs nächste Mal eine verblüffende Antwort überlegt. Wer in der Lage ist, solche Zusammenhänge zu beobachten und entsprechend zu handeln, der gewinnt ein Stück Lebensqualität und Wohlergehen [1].

Ein Tagebuch, das solche Beobachtungen festhält und neue Zusammenhänge erkennen lässt, ist originell und zudem äußerst nützlich. Es ist originell, weil es individuelle und eigenständige Beobachtungen festhält und ein neues Verständnis für Arbeitssituationen eröffnet. Es ist nützlich, weil es den Umgang mit sich selbst und mit Anderen erleichtert.

Zur Schulung der eigenen Beobachtungsfähigkeit folgen zwei Übungen.

Übung 23 und 24

Wahrnehmungsschulung – Beobachten Sie einen Arbeitstag lang, ob und wann Sie sich gereizt fühlen. Notieren Sie nach der Arbeit oder zwischendurch die Situation genau: Wer war dabei? Worum ging es? Welches Gefühl hatten Sie? Was haben Sie gesagt? Was haben Sie gedacht? Was war daran gut? Was würden Sie anders machen? Haben Sie neue Eindrücke von der Situation, nachdem Sie diese schreibend reflektiert haben? (Lösung: ▸ Abschn. 9.23)

Perspektiven einnehmen – Beschreiben Sie eine aktuelle Begegnung mit einem anderen Menschen aus Ihrer Sicht und aus Sicht des Anderen. Beschreiben Sie Umfeld und Kontext, Abläufe und Gegebenheiten, Gedanken und Gefühle. Überlegen Sie, woran Sie Übereinstimmungen und Disharmonien festmachen, welchen Nachhall die Begegnung hat, warum sie von Ihnen

in dieser Übung aufgegriffen wurde. Hat sich die Be-
gegnung durch die Beschreibung im Rahmen dieser
Übung eine andere Bedeutung bekommen? (Lösung:
▶ Abschn. 9.24)

Eine bessere Selbstwahrnehmung ist ein Schritt zur Selbstpflege. Darunter ist eine Fähigkeit zu verstehen, die vorhandenen Kräfte zum eigenen Erhalt angemessen einzusetzen.
Für sich selbst sorgen zu können, ist eine anspruchsvolle
Tätigkeit, da wir nicht sicher sein können, über wie viel Kraft
wir verfügen und ob unsere Kraftreserven reichen. Selbstpflege ist aber auch anspruchsvoll, weil Menschen soziale
Wesen und von ihren Beziehungen und ihrer Umwelt abhängig sind. Selbstpflege weckt Verständnis für die eigene
Person und macht handlungsfähig [1].

Übung 25

Selbstwahrnehmung – Lesen Sie folgenden Text durch
und beantworten Sie schriftlich die daran anschließen-
den Fragen:
»Burnout und Stress sind etwas anderes als die Rede
darüber. »Ich fühle mich gestresst«, kann alle möglichen
Bedeutungen haben. Nicht jeder, der über Burnout und
Stress redet, leidet darunter. Oft sind gerade die
Menschen gefährdet, die sich wenig beklagen und ein
hohes Engagement zeigen. Sie merken nicht, dass sie
sich überfordern.« [1].
Wie hoch schätzen Sie Ihr aktuelles Engagement für
Ihre Arbeit und wie hoch für Ihre Freundschaften ein?
Gab es in der letzten Zeit Veränderungen in Ihrem be-
ruflichen, in Ihrem privaten Engagement? Wenn ja: In

welche Richtung sehen Sie Veränderungen und welche Gründe sehen Sie dafür? Wenn nein: Welche Gründe sehen Sie für diese Stabilität? (Lösung: ▶ Abschn. 9.25)

Die Frage, wie originell ein Tagebuch ist, kann sich natürlich ebenso auf den Schreibstil beziehen. Durch Kleidung und Aussehen schaffen wir ein bestimmtes Bild von uns – egal, ob uns Kleidung sehr wichtig oder völlig egal ist. Wie sehr dieses Bild von uns auch durch unsere Ausdrucksweise bestimmt wird, ist dagegen viel weniger bewusst. Im Folgenden zwei Schreibübungen, die ein Gefühl für die eigene Ausdrucksform und den eigenen Schreibstil vermitteln.

Übung 26

Mein Wortschatz – Beschreiben Sie zwei Minuten lang eine für Sie unangenehme Tätigkeit, ohne die Wörter »Stress«, »stressig«, »gestresst«, »stressend« usw. zu verwenden. Wir gut gelingt Ihnen das? Wann erscheinen Ihnen die »Stresswörter« als passend, wann ziehen Sie andere Wörter vor?

Beschreiben Sie zwei Minuten lang ein angenehmes Gefühl, ohne die Wörter »toll«, »klasse«, »irre«, »witzig« zu benutzen. Geht das leichter oder schwieriger als bei der ersten Übung? Haben Sie schon einmal ein neues Wort erfunden? Gibt es in Ihrer Familie oder in Ihrem Freundeskreis Wörter, die immer wieder fallen oder typisch sind? Fertigen Sie zwei kurze Texte über die Qualitäten eines wärmenden Feuers an. In dem einen Text beschreiben Sie möglichst exakt die physikalischen Qualitäten des Feuers, in dem anderen Text beschreiben Sie die Qualitäten des Feuers angesichts einer sich räkelnden Katze. (Lösung: ▶ Abschn. 9.26)

7.1.3   Beobachten und Bewerten

Im zweiten Beispiel geht es um die Entwicklung eigener Fähigkeiten und wie das Tagebuch dabei nützlich sein kann. Wer z. B. die eigene Fähigkeit zum Zuhören verbessern möchte, kann die Entwicklungsschritte dorthin gut im Tagebuch nachvollziehen. Hier empfiehlt es sich, das Tagebuch in zwei Teile zu unterteilen, damit die alten und bekannten Schwächen, wie z. B. die Ungeduld und das schnelle Urteilen nicht zu kurz kommen, aber auch die Veränderungen in der Kommunikation deutlich werden. Allerdings verläuft die Unterteilung nicht entlang der Unterscheidung »alte Umgangsweisen« und »neue Umgangsweisen«, sondern entlang der Kategorien »Notizen und Beobachtungen« und »Gedanken, Gefühle und Wertungen«. Der Schwerpunkt liegt darauf, zunehmend mehr zu beobachten und zu akzeptieren und weniger zu reagieren und zu werten.

Aus Vokabelheften ist die Zweiteilung von Heftseiten bekannt. Diese Aufteilung kann auch in jedem Heft oder in jeder elektronischen Datei nachvollzogen werden. Zudem lässt sich ein Heft oder eine Kladde aus zwei Richtungen beschreiben: von der Vorder- und der Rückseite her. In den einen Teil kommen alle »objektiven« Beobachtungen, Notizen, Hinweise, Informationen, Bücher und Filme. Dieser Teil ist Ihr Notizbuch. In den anderen Teil kommen die »subjektiven« Gefühle, Eindrücke, Wut und Sorgen, Bewertungen, Assoziationen. Dieser Teil ist Ihr Meinungsbuch. Führen Sie über einen festgelegten Zeitraum ein in dieser Weise zweigeteiltes Tagebuch und notieren Sie alles, was Ihnen wichtig erscheint. Beachten Sie die Unterscheidung und notieren Sie auch, wann Ihnen eine solche Unterscheidung leicht bzw. schwer fällt, wann sie Ihnen angemessen bzw. absurd vorkommt. Notieren Sie, in welchen Situationen Sie emotional reagieren, wann es Ihnen leichter fällt, nur zu beobachten, wie Sie eine angemessene Reaktion verstehen und wie oft und gut Ihnen das gelingt.

Um die eigene Geduld zu trainieren und besser zwischen Beobachten und Bewerten unterscheiden zu lernen, eignen sich die beiden folgende Übungen. Beide zielen darauf ab, sich besser entspannen und konzentrieren zu lernen. Das ist die Voraussetzung, damit Wesentliches von Unwesentlichem unterschieden werden kann. Die beiden Übungen benutzen zwei unterschiedliche Wege dorthin zu gelangen. Sie können beim Üben also auch feststellen, welche Übungsart Ihnen besser liegt. Wer die Abwechslung liebt, kann beide Verfahren einsetzen.

Die erste Übung ist klassisch angeleitet und lenkt die Aufmerksamkeit von außen nach innen. Die zweite Übung versteht sich als paradoxe Intervention. Hierbei wird die Aufmerksamkeit auf zunehmend mehr äußere Faktoren gelenkt, bis die übende Person sich überfordert fühlt und abschaltet. Geduld und regelmäßiges Üben führt auf beiden Wegen zum Fortschritt. Zu Beginn werden Sie feststellen, dass Sie Ihre Aufmerksamkeit nur für Sekunden halten können. Das ist normal und sollte Sie nicht frustrieren. Es hilft, wenn Sie sich immer wieder die Zeit verdeutlichen, die Sie schon aufmerksam waren. Im Arbeitsalltag helfen solche eingeübten Konzentrationswege, um sich wieder fokussieren zu können. Wer z. B. nach einem Telefonat wieder konzentriert seine Arbeit fortsetzen möchte, nimmt für einen Moment den eigenen Atmen wahr oder hört genau auf die Geräusche von draußen und schließt damit an den eingeübten Weg zu besseren Konzentration an.

Übung 27

Atem beobachten – Eine einfache und doch anspruchsvolle Übung ist die Atembeobachtung. Als Einstieg eignet es sich, den Temperaturunterschied der Atemluft beim Ein- und Ausatmen wahrzunehmen. Atmen Sie durch die Nase ein und nehmen Sie mit Ihren Nasenflügeln die Temperatur der einströmenden Atemluft wahr. Atmen Sie durch die Nase wieder aus und nehmen Sie wahr, wie sich die Temperatur verändert hat. Wiederholen Sie diese Übung mehrere Atemzüge lang.

Nach einer Weile der Atembeobachtung schreiben Sie auf, ob und was mit Ihrer Atmung und Muskulatur passiert ist und welche Gedanken und Gefühle Sie während der Übung hatten. (Lösung: ▶ Abschn. 9.27)

Wahrnehmung schulen – Bei der zweiten Form der Übung kommt es darauf an, Nichts der eigenen Aufmerksamkeit entgehen zu lassen. Achten Sie zunächst auf die Geräusche des eigenen Körpers: Atemgeräusche, Geräusche des Magen- und Darmtrakts. Dann gehen Sie mit Ihrer Aufmerksamkeit weiter und nehmen zusätzlich noch die Geräusche Ihrer unmittelbaren Umgebung wahr: Geräusche elektrischer Geräte, Stimmen der Nachbarn oder der Kollegen. Zu der Wahrnehmung der Körper- und Umgebungsgeräusche nehmen Sie nun auch noch die des weiteren Umfelds dazu: Autos vor der Tür, Flugzeuge am Himmel, spielende Kinder. Verfolgen Sie konzentriert und gewissenhaft alle Geräusche und lassen Sie dabei nicht nach. Auch nach dieser Übung notieren Sie Ihre Beobachtungen zu Veränderungen Ihrer Atmung und Muskulatur sowie die Gedanken und Gefühle, die Sie während des Übens hatten. (Lösung: ▶ Abschn. 9.27)

In dem bisherigen Teil des Kapitels ging es um das individuelle Schreiben. Die nun folgende Textform ermöglicht es, sowohl allein als auch gemeinsam in einer Gruppe oder einem Arbeitsteam zu schreiben. Das gegenseitige Vorlesen, diskutieren und rückmelden kommt zum Schreibprozess hinzu. Die gegenseitigen Rückmeldungen auf die Texte unterstützt die Entwicklung der schriftlichen Kommunikationsfähigkeit. Sie lernen sich besser auszudrücken und verständlich zu machen.

7.2   Journal führen

Es gibt unterschiedliche Anlässe, ein Journal zu führen. Am bekanntesten sind Praktikums- und Reisejournale. Sie begleiten einmalige Erlebnisse, Lernprozesse und Erfahrungen während einer festgesetzten Zeit. Anders ist es bei Journalen, die den Weg zu einem festgesetzten Ziel dokumentieren. Dann ist die Dauer des Journalführens vom Fortschritt bei der Erreichung eines Ziels abhängig. Um Journale, die einen Entwicklungsweg begleiten, geht es im folgenden Abschnitt. In zwei Beispiele wird der Weg zu einem individuellen und zu einem Teamziel dargestellt. Das Journal macht Schwierigkeiten und Fortschritte deutlich, motiviert das Lernen oder ermutigt zu einem Kurswechsel. Die elektronischen Dateien wachsen dabei mit, mehrere Schreibhefte können aufeinander folgen.

7.2.1   Störungen sind wichtig

Da immer wieder Störungen auf dem Weg zum Ziel auftreten, ist es wichtig, sie zu bemerken, einzuschätzen und möglichst zu beheben. Auf diese Weise unterstützt das Journal, den Überblick zu behalten, um das Ziel nicht aus den Augen zu verlieren und das eigene Befinden bzw. das Betriebsklima zu fördern. Im Hinblick auf das Ziel und die Inhalte der Veränderung ist es wichtig, erfolgreiche Schritte und Hindernisse kenntlich zu machen und die Gründe dafür zu verstehen. Auf diese Weise können Fehler vermieden und gute Taktiken wiederholt werden. Parallel dazu sind das eigene Befinden und das Klima in der Gruppe zu beachten. Denn ein Ziel wird nicht nur mit dem Kopf und durch den bloßen Willen erreicht, sondern auch durch Spaß an der Sache und Erfolge beim Tun. Manchmal sind Umwege wichtig, damit alle ans Ziel gelangen, manchmal werden Zwischenstopps nötig, um sich neu zu motivieren.

Wenn »etwas wie immer« ist, so ist das nicht erhellend. Unterschiede, Besonderheiten brauchen die ganze Aufmerksamkeit. Ein Detail zu bemerken und darauf beim individuellen Lernen oder Lernen in der Gruppe zu achten, ist enorm wertvoll. Zwei Beispiele zur Veranschaulichung: Beim Erlernen eines bestimmten Entspannungsverfahrens stelle ich fest, dass es einen Unterschied macht, ob ich mit leerem oder vollem Magen übe. Ein Team bemerkt, dass das Assessment an den Tagen nicht gemacht wird, an denen Chefarztvisite ist.

■ So können Journalnotizen aussehen

In einem Journal werden Veränderungen und Wirkungen, Ursachen und Gedanken festgehalten. Die Methode des »Lernens vom Erfolg« ist zielorientiert und motivierend. Bei dieser Methode kommt es darauf an, Erfolge und deren Ursachen wahrzunehmen und zu verstehen, um sie ausführlich zu loben und möglichst oft zu wiederholen. Misserfolge und Hindernisse – die Kehrseite der Medaille – sind natürlich auch der Betrachtung wert (dazu folgt gleich eine Übung). Doch lange und lähmende Klagen – »*Es hat schon wieder nicht geklappt!*« – sind weder für die eigene Psyche noch für die Sozialhygiene einer Gruppe gut verträglich.

Wie Journale aussehen können, beschreiben die folgenden beiden Beispiele. Zunächst ein individuelles Journal, dann ein von einem Team geführtes. Beide Beispiele nutzen die schon beim Tagebuch eingeführte zweigeteilte Niederschrift. Es gibt also erneut eine elektronische Datei mit zwei Files oder ein Heft mit zwei Spalten anzufertigen. In den einen Teil kommen die gewünschten Ziele und Zwischenziele und die dafür geplanten Maßnahmen zur Erreichung einzelner Etappen. In den anderen Teil werden die tatsächlich durchgeführten Maßnahmen und der erreichte Stand sowie die beobachteten Ursachen und Wirkungen notiert.

Auch hier gibt es zwei wichtige Dinge zu beachten: Je klarer die Zwischenziele und die Maßnahmen zu deren Erreichung beschrieben sind, desto leichter lassen sich erfolgreiche Strategien ausmachen. Zwischen Fakten zur Situation und Bewertungen der Situation ist so genau wie möglich zu unterscheiden.

7.2.2 Ein persönliches Journal

Um sich einen individuellen Umgang mit einem Übungsjournal vorzustellen, nehmen wir als Beispiel eine Frau, die sich entschließt, eine Yogaübung zu erlernen. Sie möchte auf diese Weise Verspannungen im Schulter-Hals-Bereich lösen und ihre Kopfschmerzen ohne Tabletten loswerden.

Die Frau denkt praktisch und möchte gerne ohne großen Aufwand möglichst schnell deutlich weniger Kopfschmerzen haben. Sie hat in einem Pflegemagazin zehn für sie nützliche Beschreibungen und Darstellungen von passenden Yogaübungen gefunden und mehrmals ausprobiert. Die Übungen gefallen ihr, die meisten davon sind leicht und überall machbar. Sie kopiert die Magazinseiten und steckt sie in ein kleines Schreibheft, das ihr Übungsjournal werden soll und in ihre Handtasche passt.

Um sich ihren Lernerfolg zu veranschaulichen, hält sie zu allererst die Ausgangslage genau fest. Sie notiert, wie sich ihre Arm-, Schulter- und Halsmuskeln anfühlen. Dazu dreht sie den Kopf zu beiden Seiten, beugt ihn seitlich und nickt nach vorn und hinten. Sie schreibt auf, wo die Bewegungen ihres Kopfes eingeschränkt sind, notiert Gelenkgeräusche und -blockaden. Sie stellt fest, dass sie ihren Kopf gut nach rechts beugen kann, ihr rechtes Ohr nähert sich leicht der rechten Schulter. Nach links ist die Beugung deutlich eingeschränkt und tut weh. Beim Auto fahren war ihr das bereits beim Schulterblick aufgefallen. Ihre Kopfschmerzen empfindet sie stark seitlich im Nacken. Die Ergebnisse ihres Assessments notiert sie alle und macht weitere Bewegungsbeobachtungen für beide Arme und die Schultern.

Sie traut sich zu, nach dem Aufstehen und vor dem Zu-Bett-Gehen, die Übungen regelmäßig zu machen. Außerdem will sie zwischendurch – entweder in der Frühstückspause oder in der Kaffeepause – ein weiteres Mal üben. Sie will mit fünf kleinen Übungen beginnen, die drei bis fünf Minuten dauern. Sechs Wochen will sie diese Praxis beibehalten und an jedem Wochenende die Veränderungen ihrer Bewegungsräume überprüfen. Sie notiert sich detailliert ihre Zwischenziele.

Für die erste Woche schreibt sie auf die linke Seite ihres Übungsjournals das erste Zwischenziel: Den Kopf nach links so weit wie nach rechts beugen können. Sie will dazu die Übungen so gestalten, dass sie mit dem Kopfbeugen ihre Übungspraxis beginnt und beendet. Die für sie wichtige Übung macht sie damit zweimal und kann auch schon kleine Unterschiede zu Beginn und am Ende der Sequenz wahrnehmen. Täglich trägt sie auf der rechten Seite ihre Übungszeiten ein, Gründe für die Verlegung der Übungszeiten und die kleinen Wirkungen, die sie sofort verspürt. Sie notiert auch, wann und mit welcher Intensität sie Kopfschmerzen verspürt und Gedanken und Ideen, die ihr beim Üben kommen.

Nach einer Woche wiederholt sie die Bewegungsbeobachtungen, ihr Assessment, achtet ganz besonders auf die seitliche Beweglichkeit des Kopfes und liest nach, wann sie sich besonders wohl gefühlt hat und wann sie Kopfschmerzen hatte. Sie vermutet erste Zusammenhänge mit ihrer Übungspraxis und notiert sich diese. Sie bemerkt auch, welche Übungszeiten sie am häufigsten realisieren konnte.

Die meisten von uns haben irgendwann schon einmal ein Journal geführt: Verpflichtend in der Schule oder in Praxisphasen der Ausbildung, freiwillig im Zusammenhang mit Urlauben. Die Erinnerungen an Urlaube wird nicht selten mit Hilfe von Fotos, Texten, Eintrittskarten, Ortsbeschreibungen, Fahrpläne in (elektronischen) Alben festgehalten. Mit folgenden Übungen können Sie Ihre Schreiblust fürs Journal testen oder neue Schreibimpulse bekommen.

Übung 28, 29 und 30

Exakt Ziele formulieren – In dem obigen Beispiel wurde ausführlich das erste Etappenziel formuliert. Die Frau möchte in der zweiten Woche ihre Schulterbeweglichkeit verbessern. Wie lassen sich dazu konkrete Ziele formulieren? (Lösung: ▶ Abschn. 9.28)

Beobachtungen und Gefühle – Folgende Eintragungen finden sich im Übungsjournal der Frau. Bei welchen handelt es sich um Notizen über Situationen, bei welchen um Bewertungen von Situationen und Gefühlsäußerungen?

- Gestern in der Kaffeepause das Üben kurz unterbrochen, um das Handy auszustellen.
- Knacken im linken Schultergelenk, wenn ich den Arm bei der Rotation über das Schulterniveau anhebe.
- Die Seitbeugen machen mir Spaß und vertreiben meine Sorgen wegen der Kopfschmerzen.

- Wenn ich einen Rollkragenpullover trage, fallen mir die Kopfbeuger leichter.
- Armschwünge gemacht und mich an meine Ausbildung erinnert, als wir nach einem Weihnachtsessen zum Kegeln gegangen sind. (Lösung: ▶ Abschn. 9.29)

Mein Problem und ich – Beschreiben Sie ein körperliches oder ein seelisches Problem, unter dem Sie aktuell leiden. Notieren Sie, wann Sie weniger durch das Problem belastet sind. Beantworten Sie dazu folgende Fragen:
- Was habe ich in dieser Zeit, in der ich weniger belastet war, anders gemacht?
- Was haben andere Menschen in dieser Zeit anders gemacht?
- Wenn Ihr Problem morgen früh plötzlich weg wäre, wer wäre am meisten davon überrascht und warum? (Lösung: ▶ Abschn. 9.30)

7.2.3   Ein gemeinsames Journal

Im zweiten Beispiel geht es um ein Journal, das eine Gruppe gemeinsam führt. Nehmen wir als Beispiel ein Arbeitsteam, das ein neues Assessmentverfahren einführen möchte, um die Arbeitsabläufe der Station zu verbessern. Es wird ein Arbeitsjournal angelegt, mit dessen Hilfe die Einführung des neuen Verfahrens dokumentiert und ausgewertet werden soll. Über zwei Wochen werden täglich bei der Übergabe fünf Minuten lang die Aufzeichnungen, die beide Teams im Früh- und Spätdienst ins Journal geschrieben haben, vorgelesen und diskutiert. Entsprechend dem jeweiligen Zwischenziel werden erfolgreiche und hinderliche Strategien und Umstände zur Erreichung besprochen. Nach festgelegten Zeiten können Vorgehensweisen und Zwischenziele geändert werden.

Wenn Sie einer solchen Gruppendiskussion einmal eine andere Richtung geben wollen, dann wird Ihnen folgende Übung gefallen. Diese Übung fragt nach Möglichkeiten zur Verschlechterung einer Situation und ist an das Vorgehen in der systemischen Beratung angelehnt.

Übung 31 und 32

Wir machen es krass – Diskutieren Sie folgende Fragen im Team und notieren Sie die Antworten in das Arbeitsjournal:

- Was muss die Gruppe tun, um ihre Probleme mit dem Assessment weiter aufrechtzuerhalten?
- Was könnte die Gruppe tun, um das Assessment weiter zu verschlechtern?
- Wie lange will die Gruppe den Problemen des Assessment noch ein Zuhause geben?
- Wann will die Gruppe die Probleme rausschmeißen? (Lösung: ▶ Abschn. 9.31)

Fragen lernen – Sie beobachten, dass ein Kollege einen großen Bogen um das Dokumentieren macht, indem er sein Problem mit der Rechtschreibung betont. »Ich dokumentiere nicht so gerne, weil ich nicht gut Rechtschreibung kann. Schon meine Lehrer haben immer gesagt, dass ich eine Niete darin bin.« Es gibt viele unterschiedliche Antwortmöglichkeiten. Dazu einige Beispiele:

- Was würdest Du tun, wenn Du morgen fehlerfrei schreiben könntest?
- Wie hast Du es geschafft, in der Ausbildung mit diesem Problem umzugehen?

— Was würdest Du gerne machen, um Deine Recht-
   schreibung zu verbessern?
Welche Antwort würden Sie am ehesten geben und
warum? Welche Antworten fallen Ihnen noch ein, die
Ihnen näher sind oder die Sie auch gut finden?
(Lösung: ▶ Abschn. 9.32)

Wenn Ihre Schreiblust durch die bisherigen Übungen zuge-
nommen hat oder wenn Sie schon immer gerne geschrieben
haben, finden Sie im folgenden Abschnitt weitere Impulse
für freie Texte. Auf den ersten Blick haben diese Impulse und
freien Texte keinen Zusammenhang mit dem professionellen Schreiben und Dokumentieren. Doch bedenken Sie, dass
gutes Dokumentieren mit Verstand und Übung zu erreichen
ist, dass aber das Schreiben mit Lust und Laune das Üben
leichter macht und den Verstand schult. In Tagebüchern und
Journalen können Sie sich Freiräume für solche Texte schaffen (◘ Abb. 7.1).

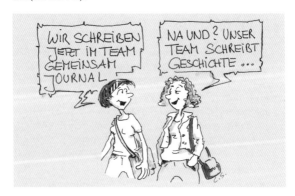

◘ **Abb. 7.1** Wir schreiben jetzt im Team Journal. Na und? Unser
Team schreibt Geschichte

7.3 **Freie Texte**

Sowohl das Kranksein als auch die Krankenversorgung liefern unermesslichen Erzählstoff und haben Romane, Gedichte, Theaterstücke und Filme hervorgebracht. Sie sind aus der Sicht der unterschiedlichen Akteure geschrieben. Dabei sind völlig unterschiedliche Formate entstanden: von Groschenheften und TV-Serien bis hin zu Romanen der Weltliteratur und Kultfilme.

Die Liste berühmter Autorinnen und Autoren, die über das Kranksein und über den persönlichen und professionellen Umgang damit geschrieben haben, ist endlos. Es gibt und gab viele Krankenschwestern und -pfleger, Ärzte sowie Patienten und deren Angehörige, die schreiben. An dieser Stelle sei auf einige bekannte Schriftstellerinnen und Schriftsteller aus dem genannten Umfeld verwiesen, wie Virginia Woolf, Anton Tschechov, Friedrich Glauser und Adelheid Popp. Die Schriftstellerin P.D. James eröffnete ihren Krimi »Shroud for a Nightingale« (deutsch: »Tod im weißen Häubchen«) mit einem Mord während des praktischen Pflegeunterrichts. Aktuell werden Bücher zur Demenz, wie die Romane von Katharina Hacker »Die Erdbeeren meiner Mutter« und Arno Geiger »Alles über Sally. Der alte König im Exil« viel gelesen und besprochen.

Wenn Sie Ideen für Texte oder Gedichte haben, so lassen sich diese gut in Ihrem Tagebuch sammeln. Hier gehen sie nicht verloren und können weiter entwickelt werden. Wer weniger ambitioniert ist, kann sich mit Schreibspielen Fahrt- und Wartezeiten verkürzen oder die eigene Dokumentationslaune verbessern.

7.4   Schreibspiele

Wer kein Handy oder PC in der Nähe hat oder bedienen
möchte, kann auf einem Stück Papier folgendes Schreibspiel
durchgeführt werden.

Übung 33

Neue Wörter bilden – Schreiben Sie spontan ein Wort
auf. Ordnen Sie die Buchstaben auf der linken Randseite
untereinander an. Auf der rechten Randseite wiederholen Sie das Wort in umgekehrter Richtung, wie bei
dem Beispiel Z-I-E-L das zu L-E-I-Z wird (◨ Tab. 7.1).
Aus den neuen Anfangs- und Endbuchstaben formen
Sie nun neue Wörter. (Lösung: ▶ Abschn. 9.33)

Übung 34

Neben der Spur – Schreiben Sie spontan drei Wörter
auf: ein Verb, ein Körperteil, ein Objekt. Schreiben Sie
nun einen Satz, in dem diese drei Wörter vorkommen.
Wer mit mehreren Personen dieses Schreibspiel macht,
schreibt die drei Wörter auf und gibt das Blatt im Kreis
weiter. Die Ergebnisse werden vorgelesen.
Beispiel: schreiben, Hand, Blumenvase
Nachdem sie über den ganzen Arbeitstag hinweg Brief
für Brief geschrieben hatte, stellte sie fest, dass sich ihre
rechte Hand langsam in eine Blumenvase verwandelte.
(Lösung: ▶ Abschn. 9.34)

7.4.1   Schreibimpulse

Schreibimpulse können freie Texte initiieren und vielleicht
eine neue Saite in Ihnen zum Schwingen bringen.

☐ Tab. 7.1 Neue Wörter bilden

Z	UFAL	L
I	NDUSTRI	E
E	INERLE	I
L	IEGESTÜT	Z

Übung 35

Unser Haustier – Stellen Sie sich vor, auf Ihrer Arbeitsstelle gibt es seit Neustem ein Haustier. Dieses Haustier sollen Sie nun beschreiben. Allerdings gibt es dafür eine Bedingung: Es soll ein Haustier sein, das Sie selbst noch nie besessen haben. Es kann alles sein vom Floh bis zum Elefanten, vom Dinosaurier bis zum Einhorn. Überlegen Sie: Wie sieht es aus? Wie wurde es Ihnen gebracht? Was isst es? Wo schläft es? Kann es Kunststücke? Wer hat sich mit dem Haustier anfreunden können, wer kommt nicht mit ihm klar? An wen erinnert Sie das Haustier? (Lösung: ▶ Abschn. 9.35)

Im Fahrstuhl – Stellen Sie sich einen Kollegen oder einen Patienten vor und beschreiben Sie dazu Geschlecht, Alter, Beruf, Aussehen, Angewohnheiten, Verhaltensweisen, Ausdrucksart usw. Diese Person bleibt mit Ihrer Mutter (oder wem auch immer) im Fahrstuhl stecken. Was passiert? Was sagen die beiden? Wie verhalten sie sich zueinander? Mit welchen Worten schätzen beide die Situation ein? Wie kommentieren sie jeweils das eigene Verhalten und das ihres Gegenübers? (Lösung: ▶ Abschn. 9.35)

Wer auf den Geschmack gekommen ist, findet weitere Lesehinweise für Schreibspiele und Schreibimpulse in der Lite-

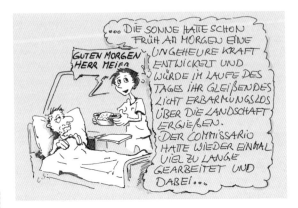

Abb. 7.2 Guten Morgen Herr Meier

raturliste. Wer gerne im Rahmen von Weiterbildung und Studium seine eigenen Schreibfähigkeiten oder die anderer Menschen für den privaten oder professionellen Gebrauch ausbauen möchte, der findet Informationen unter den »Internetlinks« (□ Abb. 7.2).

Literatur

1. Kollak I (2008) Burnout und Stress. Anerkannte Verfahren zur Selbstpflege in Gesundheitsfachberufen, Springer, Berlin Heidelberg
2. Quernheim G (2010) Nicht ärgern – ändern! Raus aus dem Burnout. Springer, Heidelberg Berlin

In aller Kürze

I. Kollak, *Schreib's auf! – Besser dokumentieren in Gesundheitsberufen (Top im Gesundheitsjob)*,
DOI 10.1007/978-3-662-53565-3_8
© Springer-Verlag GmbH Deutschland 2017

Wäre die Pflegedokumentation so beliebt wie WhatsApp, SMS, Blogs und Mails, gäbe es keine Probleme. Doch Dokumentationen sind fremdbestimmt, nutzen Formulare und können unendlich lang sein. Damit das Dokumentieren weniger Arbeit macht und weniger stresst, sind drei Dinge wichtig:

- **Weniger Formulare und mehr Informationen**

In den Dokumentationen stecken tausende Stunden Arbeit. Wer liest die Texte? Viele und oft überflüssige Formulare verstopfen Rechner, Archive und Hirne. Legen Sie Ihren Schwerpunkt auf die vorgeschriebenen Formulare und Ihre Hauptarbeiten:

- Formulare reduzieren und den Umgang mit den wichtigsten Dokumenten verbessern.
- Neue Dokumente nur einsetzen, wenn sie die Arbeit tatsächlich erleichtern.

- **Gute Dokumentationshilfen nutzen**

Elektronische Dateien, die nur Formulare oder leere Seiten mit Überschriften bieten, sind keine Hilfe. Ein Dokumentationssystem ist gut, wenn es

- unterschiedliche Aufgabenbereiche der Pflege abbildet,
- die Patientenversorgung anleitet und unterstützt,

- Standards vorgibt und über Versorgungspfade führt,
- Fachwissen und Fachsprache zugänglich macht,
- Abläufe übersichtlicher darstellt,
- Arbeitsaufkommen und Arbeitsergebnisse sichtbar macht und
- interprofessionelle Arbeitsabläufe erleichtert.

■ **Pflege nicht mit der Pflegedokumentation verwechseln**

Niemand verwechselt eine Speise mit einer Speisekarte, aber in der Pflege wird eine Dokumentation überprüft, nicht das Wohlergehen eines Klienten, Patienten oder Bewohners. Was aber sagt ein Dokumentationstext über die Realität aus? Ist ein Mensch schon gesund oder noch krank? Hat der Patient die Viren oder der Computer?

- Lernen Sie, was in eine Dokumentation gehört.
- Schätzen Sie ein, wo Ihre Stärken und Schwächen liegen.
- Dokumentieren Sie, um sich und Anderen die Arbeit zu erleichtern.

Auf wen oder was wollen Sie warten?

Lösungen

I. Kollak, *Schreib's auf! – Besser dokumentieren in Gesundheitsberufen (Top im Gesundheitsjob)*,
DOI 10.1007/978-3-662-53565-3_9
© Springer-Verlag GmbH Deutschland 2017

Beispiele für Ergebnisse, Antworten und Lösungen

9.1   Unser Pflegeanamnesebogen (▸ Abschn. 2.1.2)

In einem kleineren Krankenhaus, das vorwiegend noch auf Papier dokumentiert, gibt es einen Anamnesebogen, der mit den Jahren immer mehr Fragen bekommen hat. Damit alle Fragen auf ein Blatt passen, wurden die zusätzlichen Rubriken durch eine Verkleinerung der Schrift und des Antwortraums geschaffen. Alles passt noch auf eine Vor- und Rückseite.

Es geht los mit den Sozialdaten: Name, Wohn- und Versorgungssituation mit Adresse und Telefonnummern. Dann gibt es acht ATL: Kommunizieren/sich beschäftigen, Essen und Trinken, sich bewegen, sich waschen und kleiden, atmen, ausscheiden, für Sicherheit sorgen, Sinn finden. Dann geht es um transkutane Zugänge, Hautveränderungen, Dekubitus mit Zeichnung sowie ein eng getippter modifizierter Index der Risikofaktoren zum Entlassungsmanagement mit Angaben zu Alter, Lebenssituation, Anzahl der Diagnosen, geistige Orientierung, Mobilität, Pflegebedarf (funktioneller Status) und einer Punktzahl. Unter der Zeichnung zur Lage möglicher Dekubiti wurde Platz geschaffen, um Namen, Adressen, Telefonnummern von Angehörigen oder gesetzlichen Betreuern aufzunehmen und vorhandene Wertgegenstände anzugeben. Direkt darunter steht noch: Anamnese durchgeführt von _____ .

Dieser Bogen ist mit seinen Aufgaben gewachsen, aber darum nicht unbedingt besser geworden, übersichtlich ist er schon gar nicht. Es ist ersichtlich, dass es ausreichend Verbesserungsmöglichkeiten gibt:

- Die Sozialdaten stehen an unterschiedlichen Stellen,
- Alter, Lebenssituation, Mobilität werden unter ATL und Risikofaktoren doppelt erfasst,
- die Auswahl der Risikofaktoren und ATL ist nicht verständlich,
- die einzelnen Kategorien der ATL sind unklar – z. B. steht unter Sinn finden: röm.-kath., ev., islam., sonstiges und unter Atmen: keine Probleme, nikotinabhängig, Pneumoniegefahr, Tracheostoma, Asthma, weitere Probleme/Ressourcen.

Das Krankenhaus steht vor der Umstellung auf eine elektronische Erfassung dieser Daten und wird diesen Bogen nicht mehr vorher ändern.

Der Anamnesebogen wird nach Auskunft der Pflegedienstleitung am häufigsten von Stationsleitungen oder von Schülerinnen und Schülern benutzt.

Die Dokumentenanalyse bei 100 Bögen ergab, dass die große Mehrzahl der Bögen nur teilweise ausgefüllt war. Die Sozialdaten waren immer vorhanden, aber manchmal nicht eindeutig (z. B. fehlten Angaben zum Verwandtschaftsgrad oder eine Listung der Telefonnummern). Die Risikofaktoren waren ausgefüllt, hatten aber oft keine eindeutige Punktzahl und kein klares Ja/Nein zum notwendigen Entlassungsmanagement. Die ATL waren selten vollständig erhoben.

9.2 **Professionelle Arbeit (▶ Abschn. 3.1)**

Die Beispiele stellen Berufe unterschiedlicher Arbeitsbereiche dar: Kunst, Handwerk und Dienstleistung. Leistungen, die sich z. B. ausdrücken als Kreativität, Körperbeherrschung, Präzision, Wissen, handwerkliches Geschick, Konzentrations- und Kommunikationsfähigkeit benötigen die Berufe in unterschiedlichem Maße.

Qualität bei der Ausübung dieser unterschiedlichen Leistungen stellt sich dann ein, wenn sie häufig und mit verlässlichem Ergebnis erbracht werden.

Für die einzelnen Berufe lassen sich folgende Schwerpunkte denken:

Kreativität benötigt eine Kunstmalerin, aber auch handwerkliches Können sowie Wissen und Konzentration, um Ideen in Farben und Materialien umzusetzen und in gewünschter Weise realisieren zu können. Dann benötigt sie vielleicht auch Kommunikationsfähigkeit, um über ihre Arbeit zu sprechen und Interessenten zu finden.

Für einen Artisten ist die Körperbeherrschung zentral, aber auch die Konzentrationsfähigkeit, mit der er so präzise wie nur möglich z. B. auf dem Hochseil steht.

Der Friseur benötigt handwerkliches Geschick, aber auch Kreativität und Kommunikation, um im Austausch mit der Kundin die richtige Entscheidung über Haarschnitt und -farbe treffen zu können. Körperbeherrschung ist sicherlich auch wichtig, um das lange Stehen und nach vorn Neigen sowie die Arbeit mit der Schere ohne Schaden über Jahre zu meistern.

Die Klempnerin benötigt handwerkliches Können, Wissen über Druckverhältnisse z. B. von Gas- und Wasserleitungen. Vielleicht benötigt sie auch Körperbeherrschung, wenn sie z. B. auf der Leiter steht und über Kopf arbeitet.

Der Kellner benötigt kommunikative Fähigkeiten, aber auch Konzentration, um Kundenwünsche zu ermitteln und sich diese zu merken. Körperbeherrschung, wenn er große Tabletts trägt. Er muss wissen, ob bei der Zubereitung einer Speise z. B. Mehl oder Nüsse verwandt wurden, wenn Kunden unter Zöliakie oder Allergien leiden.

In Untersuchungen haben Studierende und Arbeitgeber die Konzentrations- und Kommunikationsfähigkeit bei Professoren höher bewertet, als deren Wissen. Gleiches wird wahrscheinlich auch von Lehrern gewünscht. Kreativität bei der Vermittlung von Inhalten ist natürlich eine didaktische Fähigkeit, die Schüler zu schätzen wissen.

9.3   Besuch im Archiv bzw. alte elektronische Akten aufrufen (▸ Abschn. 3.1)

Das oben schon beschriebene Krankenhaus hat auch ein Archiv mit einem sehr freundlichen Archivar. Die stichprobenartige Auswahl von Dokumenten – über die systematische Analyse der 100 Bögen hinaus (▸ Abschn. 9.1) – zeigt, dass zumeist alle vorhandenen Dokumentationsbögen in jeder Akte abgeheftet sind, aber fast zu 90% unausgefüllt bleiben. Ausführlich sind diese Ergebnisse schon im Text eingegangen (▸ Kap. 2 und ▸ Kap. 3).

9.4   Ressourcen beschreiben (▸ Abschn. 3.3)

◻ Tab. 9.1

Die kusiv-markierten Felder machen ein Viertel der Fragen aus. Um 25% würde die Anzahl der notwendigen Fragen bei diesem Beispiel reduziert werden.

Ob jemand Humor hat, ist wichtig und sagt etwas über den Umgang mit den Unwägbarkeiten des Lebens aus. Es ist auch sofort spürbar, ob jemand Humor hat oder nicht. Aller-

■ Tab. 9.1 Ressourcen beschreiben

	Mann, 25 Jahre, amb. Zahnextraktion	Frau, 75 Jahre, Strahlentherapie	Mann, hochbetagt, Einzugssituation
Kennt die Nebenwirkungen	wichtig	wichtig	*nicht wichtig*
Fordert Informationen ein	wichtig	wichtig	wichtig
Nimmt die Realität an	wichtig	wichtig	wichtig
Formuliert Ängste	wichtig	wichtig	wichtig
Versteht die Behandlung	wichtig	wichtig	*nicht wichtig*
Ist orientiert	wichtig	wichtig	wichtig
Kennt die Wirkungen der Narkose	wichtig	*nicht wichtig*	*nicht wichtig*
Ist kommunikationsfreudig	*nicht wichtig*	*nicht wichtig*	wichtig
Kann selbständig gehen	wichtig	wichtig	wichtig
Nimmt Hilfen an	wichtig	wichtig	wichtig
Besitzt Humor	*nicht wichtig*	*nicht wichtig*	wichtig

dings beeinflusst dieses Thema eine längere Pflegesituation, wie im dritten Beispiel beim Einzug in ein Pflegeheim, ganz anders als bei einem kurzen Kontakt. Das gilt auch im zweiten Fall, wo es häufiger kurze Kontakte gibt, aber nicht immer mit denselben Mitarbeitern.

Bei den Fragen zur Narkose, zu den Nebenwirkungen und zur Behandlung sind die Gewichtungen klar, weil sie nicht zutreffen, keine Behandlung stattfindet.

Zu debattieren sind alle Lösungsvorschläge. Darum heißt es, wenn Veränderungen angestrebt werden: Teamsitzungen machen, Festlegungen treffen und einhalten. Werden die Festlegungen über einen Zeitraum eingehalten und ausgewertet, lassen sich immer begründet Veränderungen machen. Alles wie immer zu machen, ist die schlechteste und arbeitsintensivste Lösung.

9.5   Lust und Frust bei der Pflege- anamnese (▸ Abschn. 3.3)

Lust und Frust haben in den genannten Fragen unterschiedliche Ursachen: Persönliche, organisatorische und strukturelle. Wer unsicher in der Kommunikation ist, kann auf die Zeit und die zunehmenden Erfahrungen setzten oder ein Kommunikationstraining besuchen. Wenn die Abläufe nicht klar sind, Daten doppelt oder gar nicht erhoben werden, sind Verbesserungen der Teamarbeit und der Abläufe insgesamt notwendig. Bei strukturellen Problemen lohnen sich eine Überarbeitung der Erhebungsbögen sowie eine Ausarbeitung über häufige Fragen und deren Antworten, damit nicht immer wieder das Rad erfunden werden muss.

Es wird deutlich, dass der Kreis der an der Verbesserung der Datenerhebung Beteiligten unterschiedlich groß ist: Sie selbst, Ihr Team, Ihre Organisation. Auf eine gewisse Art ist eine Verbesserung, die man selbst anstrebt, am leichtesten zu schaffen. Motivation gibt zudem die Vorbildfunktion. Dann kommt es darauf an, Kolleginnen und Kollegen mitzuziehen oder auf Besprechungen Probleme darzustellen und um Lösungen zu bitten.

9.6   Fragen stellen (▸ Abschn. 3.4.1)

- Enge Fragen:
  - Möchten Sie ein Wurstbrot?
  - Soll ich das Deckenlicht löschen?
  - Möchten Sie die XY-Zeitung?
- Entscheidungsfragen:
  - Möchten Sie ein Käse- oder ein Wurstbrot?
  - Soll ich das Deckenlicht löschen und die Nachttischlampe anmachen?
  - Möchten Sie ein Buch oder eine Zeitung?
- Offenere Fragen:
  - Was möchten Sie essen?
  - Möchten Sie jetzt schlafen?
  - Möchten Sie etwas lesen?

9.7   Meine Zeitplanung (▸ Abschn. 3.4.1)

Wenn Sie die Zeiten für die einzelnen Bereiche unterschiedliche farblich markieren, wird gut deutlich, wo die Zeitvampire stecken. Wenn z. B. viel Zeit fürs Telefonieren drauf geht, kann e-mailen helfen oder feste Telefonzeiten. Wenn Sie z. B. zu wenig Ausgleichszeit für sich haben, dann lohnt eine Umorganisierung, damit Sie mehr freie Zeiten nur für sich gewinnen. Wenn Sie überlegen, wie viel Zeit Sie früher z. B. fürs Musik hören genutzt haben, dann erkennen Sie, dass Sie Ihren heutigen Tagesablauf verändert haben. Das lag nicht nur an Ihrer Umwelt.

9.8   Wer möchte was und warum? (▸ Kap. 4)

Ein Pflegedienst möchte der gesetzlichen Verpflichtung zur Mitarbeiterschulung nicht nur einfach nachkommen, sondern möchte gerne nutzerfreundliche Angebote machen. Darum erkundigt sich die Pflegedienstleitung während der Übergabe bei ihren Kolleginnen und Kollegen nach interessanten Schulungsthemen.

Es ist gut, dass sich die Pflegedienstleitung bei Ihren Mitarbeitern erkundigt, welche Schulungsthemen erwünscht sind. Das Programm wird mehr Akzeptanz finden, wenn die Teilnehmer es mit ausgearbeitet haben. Allerdings ist damit erst der halbe Nutzen eines Schulungsprogramms erzielt, denn bestimmte Entwicklungsschritte eines Unternehmens, wie z. B. die Umstellung der Dokumentation, werden durch Schulungen gestützt und in die Tat umgesetzt. Schulungen sind darum erst wirklich für alle nützlich und interessant, wenn sie etwas mit den aktuellen Themen des Betriebs zu tun haben und die Kompetenzen vieler Mitarbeiter in gleicher Weise fördern, damit auch merkbare Veränderungen stattfinden können.

Ein Problem bei dem Vorgehen ist also, dass es viele Angebote geben wird, die vielleicht von einigen genutzt werden, die aber nicht unbedingt die Themen des Betriebs aufgreifen und die Mitarbeiter auch nicht dazu befähigen, bei wichtigen Themen mitzureden und noch weniger an deren Umsetzung mitzuwirken.

Eine Lösung bestünde darin, im Hinblick auf die Ziele des Unternehmens Schulungen anzubieten, die Mitarbeiter zur aktiven Umgestaltung befähigen. Die Schulungswünsche der Mitarbeitenden werden zudem über die Leitungsebenen erfragt, thematisch gebündelt und angeboten. Die Schulungen, die der Zielerreichung dienen, gehen vor, weil sie schneller zu Ergebnissen führen. Betriebe mit großen

Ressourcen können eine großes Schulungsprogramm anbieten, das sowohl die strategischen Ziele des Managements als auch die Wünsche der Mitarbeiter abdeckt. Es ist aber kein Geheimnis, dass diesem Vorgehen nicht nur wegen des Budgets, sondern auch wegen der oft nicht ausreichenden Schulungsbeteiligung der Erfolg verwehrt bleibt.

9.9   Wer benötigt Informationen? (▶ Kap. 4)

Eine Klinik hat einen Rückmeldebogen entwickelt, auf dem sie sich Informationen zur Zufriedenheit nach der Entlassung von den nachbehandelnden Einrichtungen erwünscht. Als Adressat für die Rückmeldung setzt die Klinik die Aufnahmeabteilung ein und gibt deren Faxnummer an, wo die Rückmeldungen gesammelt werden sollen.

Rückmeldungen über die Versorgungssituation eines Patienten an die zuvor behandelnde Stelle macht nur Sinn, wenn diese Stelle im Bedarfsfall auch tatsächlich eingreift und aus den Rückmeldungen Konsequenzen zieht. Beides ist bei dem beschriebenen Vorgehen nicht der Fall. Ein ehemaliger Patient oder eine nachbehandelnde Versorgungsstelle wird auch nur rückmelden, wenn der Nutzen klar ist.

Problematisch ist also an dem Vorgehen, dass die Verwaltung, die eine solche Rückmeldung erhält, diese in ihre Akten legt und nichts mit der Information anfängt.

Es muss also überlegt werden, wozu die Rückmeldung dienen soll. Wenn ein Betrieb sein Entlassungsmanagement auf diese Weise evaluieren möchte, dann sollten die Inhalte der Rückmeldung den zuletzt Versorgenden bekannt gemacht werden. Auf der Grundlage kann mehr gutes oder anderes und besseres Entlassungsmanagement stattfinden. Wenn ein Betrieb sich über die Entlassung hinaus für seine Patienten interessiert – z. B. im Rahmen eines Case Managements – dann ist die Rückmeldung an die zuständige Person essenziell, damit diese eingreifen kann.

9.10   Welche Bedürfnisse gibt es? (► Kap. 4)

Eine Altenresidenz hat die Betreuung einer Praktikantin übernommen, die für drei Monate ihres Pflegemanagementstudiums in die Arbeit der Leitung schnuppern möchte. Die Pflegedienstleitung schlägt ihr vor, eine Woche in der Ergotherapie mitzuarbeiten. Dort kann sie erst einmal alle Bewohnerinnen und Bewohner kennenlernen. Die Leiterin der Ergotherapie fährt in der nächsten Woche zur Fortbildung, hat aber heute extra Zeit eingeplant, um ihr alles Wichtige zu zeigen.

Zuerst kommt bei dem geschilderten Vorgehen das Gefühl auf, dass hier eine Praktikantin ausgenutzt werden soll. Denn die sonst in der Position arbeitende Person ist im Urlaub, der Vorschlag des Kennenlernens aller Bewohnerinnen und Bewohner klingt nicht sofort überzeugend. Dann fällt auf, dass eine Praktikantin, die keine eigenen Lernziele in ihrer Bewerbung um die Praktikumsstelle angibt, sondern einmal »schnuppern« möchte, das ideale Opfer einer unorganisierten Praktikantenbetreuung abgibt.

Problematisch ist also, dass weder auf der Seite des Betriebs noch auf der Seite der Praktikantin klare Vorstellungen über Sinn und Zweck dieses Praktikums existieren. Vor diesem Hintergrund ist es nicht absehbar, ob der Einsatz in der Ergotherapie irgendwem nutzen wird. Wer was kann und was will muss am Anfang dieses Beschäftigungsverhältnisses geklärt werden, damit sich niemand ausgenutzt fühlt und ein sinnvolles Praktikum stattfinden kann.

9.11 Meine Arbeit – meine Dokumentation (▸ Abschn. 4.2)

Wenn Sie Ihre Arbeit besser als Ihre Dokumentation finden, dann sind Sie in großer Gesellschaft. Da gutes Dokumentieren – im Sinne von weniger Aufwand und mehr Nutzen – noch nicht so weit verbreitet ist, geben die Dokumentationen tatsächlich kein aussagekräftiges Bild über die Arbeit ab. Sie kann viel besser sein, muss es aber nicht zwangsläufig. Besser wäre es, die Arbeit würde durch die Dokumentation tatsächlich unterstützt, d. h., die Planung würde die Arbeit vom Assessment bis zur Entlassung anleiten und ihr Sicherheit geben durch Versorgungspfade, Standards, Nachschlagewerke usw. Unter Dokumentation würde nicht mehr länger »das Schreiben für den MDK« verstanden, sondern eine Anleitung zur sicheren Versorgung der eigenen Bewohner, Klienten und Patienten.

Immerhin: Das Forschungsprojekt »Kompetenzteam« [2] hat 2004 die Pflegedokumentationen von 276 Bewohnerinnen und Bewohnern aus 29 Heimen untersucht und kommt zu der Aussage: »*Die Qualität der Pflegedokumentation in diesen Heimen ist unterschiedlich, insgesamt jedoch, gemessen an den Beratungs- und Fortbildungserfahrungen der Bearbeiterinnen, gut und teilweise hervorragend.*«

9.12 Stärken- und Schwächen-Profil (▸ Abschn. 4.2)

Die Ergebnisse von Stärken- und Schwächen-Profilen können individuell ausgewertet werden oder für ganze Teams oder sogar für alle Mitarbeitenden. Wenn mehr Daten ausgewertet werden, dann können Aussagen über z. B. den Schulungsbedarf größerer Gruppen getroffen werden oder es können Profilbildungen und Schwerpunktsetzungen forciert werden.

Unabhängig davon, ob Sie individuell Ihr Profil auswerten und diese Auswertung im Team oder in einer Lerngruppe vornehmen, kommt es zuerst darauf an, Stärken zu erkennen und zu festigen. Führen Sie sich dazu die Aussage von Steve de Shazer u. Insoo Kim Berg [1] noch einmal vor Augen: »*Finde heraus, was gut funktioniert und mach' mehr davon und repariere nicht, was nicht kaputt ist.*« Im zweiten Schritt sehen Sie sich den anderen Teil des Merksatzes von de Shazer und Berg an: »*Wenn etwas nicht gut funktioniert, versuche etwas anderes.*« Geht es um eine individuelle Schwäche, sollten Sie sich fragen, ob es jemanden in Ihrem Team oder in Ihrem Umfeld gibt, den Sie als kompetenter in dieser Frage ansehen. Wenn das so ist, dann können Sie diese Person bitten, ein Lerntandem zu bilden. Geht das nicht, schauen Sie sich nach Schulungsmöglichkeiten, Beratungen, Coachings um. Geht es um eine organisatorische oder strukturelle Lösung, müssen die Probleme formuliert werden und andere Teams oder Vorgesetzte angesprochen werden, um Sie zu unterstützen.

9.13 Dokumentationsflut oder Dokumentationsrinnsal (▶ Abschn. 4.5)

Die Zeit fürs Dokumentieren wird viel höher eingeschätzt, als sie tatsächlich ist. Fünfzehn Minuten auf einen Zug zu warten, fühlt sich auch länger an, als die gleiche Zeit massiert zu werden – zumindest für viele von uns.

Wer genauen Aufschluss über die mit dem Dokumentieren verbrachte Zeit erhalten möchte, kann z. B. Praktikanten für eine teilnehmende Beobachtung einsetzen. Diese notieren die Zeit, die eine oder mehrere Personen während eines bestimmten Zeitraums für das Dokumentieren verwenden. Im Rahmen studentischer Projekte haben wir das bereits gemacht und z. B. mit den Daten gute Grundlagen für Diskussionen über patientenferne und patientennahe Arbeiten liefern können.

9.14 Auf schnelle Fragen – gib langsame Antwort (▸ Abschn. 5.2)

Hier noch ein einige Zitate (sinngemäß):

- Ein Fremder ist, der heute kommt und morgen bleibt. (G. Simmel)
- Kunst ist schön, macht aber viel Arbeit. (K. Valentin)
- Das Familienleben ist ein Eingriff in das Privatleben. (K. Kraus)
- Reisen bildet, aber verbeult die Hosen. (A. Finkielkraut)

9.15 Inhalte deutlich machen (▸ Abschn. 5.3)

Als »gut« wird eine Software in diesem Buch beschrieben, wenn sie:

- unterschiedliche Aufgabenbereiche der Pflege abbildet,
- die Arbeiten von der Patientenversorgung über die Prozesskoordination bis zum Personalmanagement unterstützt,
- Fachwissen und Fachsprache zugänglich macht,
- Abläufe übersichtlicher darstellt,
- Arbeitsaufkommen und Arbeitsergebnisse sichtbar werden lässt,
- die dokumentierende Person über festgelegte Versorgungs- und Dokumentationspfade leitet.

Was Pflege »professionell« macht, lässt sich am besten im Zusammenhang klären. Im Bezug zu einer der vorangegangenen Übungen zum Umgang mt Praktikanten lässt sich z. B. sagen: Eine Pflegedienstleitung, die professionell mit Praktikanten umgeht, hat einen Einarbeitungsplan und vereinbart einen Praktikumsvertrag mit Zielen und Aufgaben.

9.16 Wichtiger Nachweis oder Stück Papier? (▸ Abschn. 5.3)

Jemand wirft ein Teilnahmedokument weg, um sich abzureagieren, seinem Frust ein Ventil zu geben. Das wirkt sich kurzfristig entspannend aus. Damit dieses Gefühl anhält, sollte man sich sicher sein, dass das Papier nicht doch noch besser zu gebrauchen ist. Ist man sich aber sicher, dann ist das Gefühl wirklich gut: Weg damit!

Menschen, die Teilnahmebescheinigungen hüten, tun dies möglicherweise aus ganz unterschiedlichen Gründen. Erst einmal drücken sich darin Sinn für Ordnung und praktisches Verhalten aus. Dann gibt es aber auch noch die Nuancen der Zukunftsorientierung (Antwort 3) oder der Schadenfreude (Antwort 4).

Was auch immer Sie geantwortet haben: Es ging immer um ein und denselben Nachweis, der so viele Bedeutungen haben kann.

9.17 Die kleinen Unterschiede machen's (▸ Abschn. 5.4)

Mit Sprache können Probleme beschrieben werden, aber auch verstärkt oder erleichtert werden. Zu den Beispielen im Einzelnen:

»Der Patient ist schwierig im Umgang. – Ich denke, der Patient ist schwierig im Umgang.«

Wenn ein Patient als schwierig beschrieben wird, dann ist er es absolut und für alle. Wenn er aus der Sicht einer Person als schwierig beschrieben wird, dann können die anderen im Team vielleicht helfen.

»*Der Patient möchte im Fall einer Intensivtherapie, dass folgende Maßnahmen nicht durchgeführt werden. – Dem Patienten sind im Fall einer Intensivtherapie folgende Dinge wichtig.*«

Eine verbindliche Aussage über eine zukünftige Situation (nach einem möglichen Unfall, am Lebensende usw.) ist schwer zu treffen. Was einem etwas wert ist, das gilt aber auch schon heute. Darüber lässt sich leichter reden.

»*Welche Arbeit hat eine Station durch eine Veränderung. – Welchen Nutzen hat eine Station durch eine Veränderung?*«

Veränderungen sind immer anstrengend, weil sie zuerst einmal eine Routine durchbrechen. Wer Veränderungen nur als Arbeit bewertet, hindert sich und Andere daran, auszutesten, ob Veränderungen nicht auch nützlich sind und den zusätzlichen Arbeitseinsatz lohnen. Zeit und Energie für Tests sollte es geben. Absprachen über Dauer und Ausmaß der zusätzlichen Arbeit sollten vorher klar sein.

»*Was macht uns krank? – Was hält uns gesund?*«

Krankheit ist nicht ohne Gesundheit, Gesundheit ist nicht ohne Krankheit zu denken. Allerdings ist die Gewichtung unterschiedlich. Die eine setzt ganz auf Kuration, die andere setzt mehr auf Prävention.

Zuletzt überlegen Sie noch einmal, welches Denken Ihnen in der Praxis Erleichterung schafft.

9.18 Eigene Formulierungen finden (▸ Abschn. 6.1.1)

Ein Beispiel: Yoga spricht Körper und Psyche an und hilft psychosomatische Krankheiten durch Üben zu lindern.

9.19   Abkürzen (▸ Abschn. 6.1.1)

Neben den gebräuchlichen Abkürzungen, die auch im Duden zu finden sind, gibt es neue aus dem Internet, wie z. B. »LG« für »liebe Grüße« oder »asap« in englischen Mails für »as soon as possible« oder ein Herz für »ich liebe« oder Doppelpunkt, Bindestrich und Klammer für einen Smiley: ☺

Σ steht für Summen, aber → kann »daraus folgt« oder »in Verbindung mit« heißen und ist darum individuell definiert.

9.20   Kernaussagen treffen (▸ Abschn. 6.1.2)

Ein Beispiel:

- Gesundheitsfachleute leisten anstrengende Arbeit.
- Belastungsdauer, Energiereserven, Umfeld beeinflussen Leistungsvermögen.
- Körperlich-geistige Reserven sind notwendig.
- Erschöpfung lähmt oder macht aggressiv.
- Auszeiten helfen begrenzt gegen Erschöpfung.

9.21   Sinnvoll gliedern (▸ Abschn. 6.2.2)

Eine Unterteilung ist z. B. in

- Fachspezifische Kompetenzen:
    - Kenntnisse zur Gesundheitssystem- und Versorgungsforschung
    - Konzeptionelles Wissen über Prävention und Gesundheitsförderung
    - Identifikation sozial benachteiligter Zielgruppen, ihrer Lebenslage und Formulierung zielgruppenspezifischer Angebote

- Verständnis und (kritische) Diskussion moderner Informationstechnologien im Gesundheitswesen
- Bewertung ethischer, geschlechtsspezifischer und interkultureller Faktoren in den Gesundheitswissenschaften
- Qualitätsentwicklung im Gesundheitswesen
- Fachübergreifende Kompetenzen:
  - Schreib- und Redaktionskompetenz
  - Präsentation von Arbeitsergebnissen
  - Im Team arbeiten können
  - Gemeinsam und arbeitsteilig Projektarbeiten planen und durchführen können

9.22 Was gehört in die Beschreibung eines Meilensteins? (▸ Abschn. 6.3.3)

◘ Tab. 9.2

◘ Tab. 9.2 Meilenstein

Meilenstein	Kein Meilenstein
Hilfsmittel werden bis zum 31. Mai organisiert	Die Sozialarbeiterin führt ein Assessment mit Hilfe eines Anamnesebogens durch
Grundversorgung und Medikamentengabe übernimmt ein Pflegedienst ab sofort	Der Patient nimmt morgens, mittags und abends eine rote Tablette mit viel Wasser ein
Eine Fachfirma entfernt Türschwellen und installiert Haltegriffe im Bad bis 31. Mai	
Mobilität und Ausdauer werden durch einen Physiotherapeuten trainiert, der nach dem Wochenende ins Haus kommt	

9.23   Wahrnehmungsschulung
▶ Abschn. 7.1.2)

Die Lösung dieser Aufgabe besteht darin, für einen bestimmten Zeitraum tatsächlich eine Außenperspektive zu sich selbst einzunehmen. Mit Hilfe der Daten erkennen Sie, welche Situationen Sie am meisten belasten und die genauen Umstände dieser Situation. Ob diese Feststellung allein ausreicht, um Ihre Arbeitsbelastung zu verändern oder ob Sie zusätzliche Hilfe im Gespräch mit Kollegen oder mit professionelle Beratern benötigen, können Sie selbst am besten einschätzen. Wenn das Schreiben Ihnen hilft, könnte das Schreibcoaching eine interessante Variante der Belastungsreduzierung für Sie sein.

9.24   Perspektiven einnehmen
(▶ Abschn. 7.1.2)

Zur Veranschaulichung eine Situation und zwei Gefühle:

- Ich habe gestern zufällig … bei einem Konzert getroffen. Ich habe mich gefreut, dass er die gleiche Musik gut findet. Er hat von Auftritten der Gruppe in anderen Ländern erzählt und dabei mehr über sein Leben außerhalb des Betriebs geschildert. Das hat mich erstaunt. Er wirkte dabei begeistert und etwas schüchtern zugleich.

- Gestern hatte ich mich vorzeitig aus der Sitzung geschlichen, um ins Konzert zu gehen. Ich war ganz platt, dass … auch dort war. Sie schien ganz begeistert, dass wir den gleichen Musikgeschmack haben. Ich habe etwas über die Band erzählt, war aber insgeheim immer besorgt, dass sie bemerkt haben könnte, dass ich eigentlich noch bei der Sitzung sein sollte.

9.25 Selbstwahrnehmung (▸ Abschn. 7.1.2)

Persönlich kann ich dazu sagen: Ein Buch zu schreiben, ist eine zusätzliche Belastung zum Arbeitsalltag. Eine Planung der einzelnen Arbeitsschritte, die bekannte Arbeit an der Hochschule und das Zusammensein mit Anderen sind wichtige Elemente, um diese Zusatzanforderung zu meistern und trotzdem Abwechslung und Routine zu erleben. Im Verlauf der Erstellung dieses Buchs ist mir die Kombination dieser Anteile unterschiedlich gut gelungen. Insgesamt hat es aber mehr Spaß gemacht, als dass es mich belastet hätte. Manchmal mussten Studierende etwas längere Wartezeiten in Kauf nehmen, bis ich E-Mails beantwortet habe. Das ist – unter uns gesagt – okay, wenn es kein Dauerzustand ist. Lektorin, Korrektorin und Zeichnerin haben für meine Stabilität mit gesorgt. Wir waren ein gutes Team.

9.26 Mein Wortschatz (▸ Abschn. 7.1.2)

Beschreibung einer **unangenehmen Tätigkeit**, ohne die Wörter »Stress«, »stressig«, gestresst«, »stressend« usw. zu verwenden:

━ Manche Sitzungen belasten mich, v. a., wenn sie schlecht strukturiert und geführt sind. Dann reden Langeweiler immer wieder über ein und das gleiche Thema und regen mich total auf. Es bereitet mir Unbehagen, immer wieder dabei sein zu müssen, wie Punkte, die schon abgehandelt sind, erneut wiedergekäut werden. Regelrecht krank machen mich Schauläufer und Plaudertaschen. Gibt man ihnen genug Raum, übernehmen sie den ganzen Laden und rauben Allen den Nerv.

Beschreibung eines **angenehmen Gefühls**, ohne die Wörter »toll«, »klasse«, »irre«, »witzig« zu benutzen:

- Es ist ein Schauer. Er geht von der Zunge aus und ergreift unabänderlich Unterkiefer und Halsmuskeln. Es verschlägt die Sprache und zieht alle Muskeln von Kopf und Hals zusammen. Es fühlt sich wie eine Mischung aus Kitzel und Muskelzucken an und kann sich über den Körper ausbreitet. Auf der psychischen Ebene ist Zitroneneisessen vielleicht vergleichbar mit einem angenehmen Gruseln.

Die Qualitäten eines **wärmenden Feuers**:

a. Exakte physikalische Qualitäten des Feuers:
- Die Wärme des Feuers entsteht aus der Verbrennung von zwei Kilogramm Holz. Nachdem kleine Scheite das Anzünden erleichtert haben, ermöglichen große Buchenholzscheite die Erhaltung des Feuers für gut eine Stunde. Das Feuer reicht aus, um den angrenzenden Wohnraum um 10°C zu erwärmen.

b. Emotionale Qualität des Feuers am Beispiel einer sich räkelnden Katze:
- Die Katze hat sich mit dem Rücken zum Kamin auf die Seite gelegt. Das Licht des Feuers lässt ihren Pelz noch samtiger aussehen. Sie streckt sich behaglich im warmen Luftstrom aus und schließt ihre Augen. Mit ihren Pfoten streicht sie einige Male über ihre Barthaare und ihre Ohren bis die Wärme sie völlig umgibt und sie reglos liegen bleibt und einschläft.

9.27 Atem beobachten und Wahrnehmung schulen (▸ Abschn. 7.1.3)

Der eigene Versuch hat Ihnen gezeigt, welche Art der Übung Ihnen leichter fällt. Das muss nicht heißen, dass die andere Art des Übens für Sie nicht in Frage kommt. Es kann aber sein, dass die andere Art nur oder besser funktioniert, wenn Sie angeleitet werden. Auch das können Sie versuchen. CD und Kurse, die in Entspannungstechniken einführen, gibt es viele.

9.28 Exakt Ziele formulieren (▸ Abschn. 7.2.2)

Analog zu Arm-, Schulter- und Halsmuskeln sind im Assessment die Rotation der Schultern, die Kraft der Oberarme etc. zu messen und deren Veränderung mit dem Üben zu beschreiben. Wer mehr dazu lesen möchte, findet die Anleitung von Fachleuten der fünf anerkannten Entspannungsverfahren in »Burnout und Stress. Anerkannte Verfahren zur Selbstpflege in Gesundheitsfachberufen« von Ingrid Kollak [3].

9.29 Beobachtungen und Gefühle (▸ Abschn. 7.2.2)

◘ Tab. 9.3

◘ Tab. 9.3 Beobachtung oder Gefühle	
Beobachtungen	**Gefühle**
Gestern in der Kaffeepause das Üben kurz unterbrochen, um das Handy auszustellen.	Die Seitbeugen machen mir Spaß und vertreiben meine Sorgen wegen der Kopfschmerzen.
Knacken im linken Schultergelenkt, wenn ich den Arm bei der Rotation über das Schulterniveau anhebe.	Armschwünge gemacht und mich an meine Ausbildung erinnert, als wir nach einem Weihnachtsessen zum Kegeln gegangen sind.
Wenn ich einen Rollkragenpullover trage, fallen mir die Kopfbeuger leichter.	

9.30   **Mein Problem und ich** (▸ Abschn. 7.2.2)

Diese Übung zur Selbstbeobachtung soll Ihnen helfen, wenn Sie sich belastet fühlen und nicht genau beschreiben können, wo die Ursache liegt und was Sie tun können. Durch die genauere Analyse erkennen Sie, wann Probleme auftauchen und wie viel sie mit Ihnen und Ihrer Umwelt zu tun haben. Im nächsten Schritt können Sie überlegen, ob eine Veränderung Ihres Verhaltens hilfreich ist oder ob Sie Dinge und Situationen anders bewerten sollten.

Die provokante Überschrift »mein Problem und ich« fragt danach, welchen Stellenwert das Problem an meiner Selbstwahrnehmung bekommt und soll darauf verweisen, dass ich selbst das Problem beschreibe und bewerte und damit den Einfluss, den das Problem auf mich erhält, zumindest teilweise bestimme.

9.31   **Wir machen es krass** (▸ Abschn. 7.2.3)

Bei dieser Taktik geht es darum, von der schlechtesten Entwicklung auszugehen (schlimmster anzunehmender Ausgang des Problems) und Ihre Einflussnahme auf die weitere Entwicklung zu erkennen. Sie haben es – in unterschiedlichem Maß – selbst in der Hand, ob etwas besser oder schlimmer wird.

9.32   **Fragen lernen** (▸ Abschn. 7.2.3)

Die drei Fragen beleuchten unterschiedliche Einstellungen zu einem Problem.
- Bei der ersten Frage soll herausgefunden werden, in wie weit sich eine Person mit Hilfe eines Problems

schützt, bzw. sich dahinter versteckt und in wie weit sie aktiv etwas zur Beseitigung des Problems beitragen möchte und kann.

— Bei der zweiten Frage geht es um das bisherige Problemmanagement. Diese Frage zielt darauf ab, dass sich der Angesprochene an erfolgreiche Taktiken erinnert. Zugleich reflektiert die Frage auch, ob das aktuelle Umfeld einen gleichen Einfluss wie das angesprochene (Ausbildung) hat.

— Zuletzt wird offen danach gefragt, welche Überlegungen jemand schon eigenständig zur Problemlösung angestellt hat. Je nachdem, wie die Frage gestellt wird, drückt sich darin auch aus, dass der Fragesteller bereit ist, die vorhandenen Überlegungen und Taktiken zu unterstützen.

9.33   Neue Wörter bilden (▸ Abschn. 7.4)

◘ Tab. 9.4

◘ **Tab. 9.4** Schreibspiele		
T	AIFU	N
E	CH	O
L	IEBESBRIE	F
E	RDBEER	E
F	ABE	L
O	BO	E
N	OTDIENS	T

9.34   Neben der Spur (▶ Abschn. 7.4)

Trinken, Herz, Wasserball

Über die Jahre seiner Mitarbeit in der Werbeagentur trank er so viele Wodka-Cola, dass er fürchten musste, sein Herz würde sich in nächster Zukunft in einen Wasserball verwandeln.

9.35   Unser Haustier und Im Fahrstuhl (▶ Abschn. 7.4)

Hier gibt es keine Lösungen und weiteren Vorschläge, sondern nur noch Platz für Ihre Phantasie, die Sie mit anderen in Arbeits- oder Schreibgruppen teilen oder Ihrem Journal anvertrauen können.

Literatur

1. De Shazer S, Berg IK (2008) Kurzzeittherapie – Von Problemen zu Lösungen. DVD mit Vorträgen. Suthala
2. Göpfert-Divivier W, Pfeifer H, Mybes U et al. (2006) Zur Identifizierung von Entbürokratisierungspotenzialen in Einrichtungen der stationären Altenpflege in Deutschland. www.bmfsfj.de/blob/79004/a2cfd886ab-7e640a254be4915f4ac929/entbuerokratisierung-in-der-stationaeren-altenhilfe-data.pdf (Zugriff: 15.11.2016)
3. Kollak I (2008) Burnout und Stress. Anerkannte Verfahren zur Selbstpflege in Gesundheitsfachberufen, Springer, Berlin Heidelberg

Serviceteil

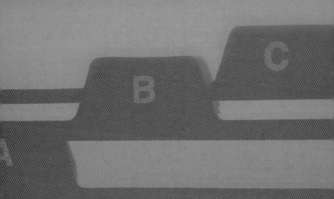

I. Kollak, *Schreib's auf! – Besser dokumentieren in Gesundheitsberufen (Top im Gesundheitsjob)*,
DOI 10.1007/978-3-662-53565-3
© Springer-Verlag GmbH Deutschland 2017

Stichwortverzeichnis